Mahmoud Sanad

Medicina Nuclear e Imagiologia Cerebral

Mahmoud Sanad

Medicina Nuclear e Imagiologia Cerebral

Imprint

Any brand names and product names mentioned in this book are subject to trademark, brand or patent protection and are trademarks or registered trademarks of their respective holders. The use of brand names, product names, common names, trade names, product descriptions etc. even without a particular marking in this work is in no way to be construed to mean that such names may be regarded as unrestricted in respect of trademark and brand protection legislation and could thus be used by anyone.

Cover image: www.ingimage.com

This book is a translation from the original published under ISBN 978-620-2-06644-0.

Publisher:
Sciencia Scripts
is a trademark of
Dodo Books Indian Ocean Ltd. and OmniScriptum S.R.L publishing group

120 High Road, East Finchley, London, N2 9ED, United Kingdom
Str. Armeneasca 28/1, office 1, Chisinau MD-2012, Republic of Moldova, Europe
Printed at: see last page
ISBN: 978-620-7-91011-3

LISTA DE CONTEÚDOS

LISTA DE ABREVIATURAS

AED	Antiepileptic drug
ANC	Analysis of variance
BBB	Blood brain barrier
BCB	Blood cerebrospinal fluid barrier
CAB	Chloramine-B (N-chloro-benzenesulphonic acid)
Ch-T	Chloramine-T (N-chloro-p-toluene sulfonamide sodium salt)
CBF	Cerebral blood flow
CPS	Count per second
CT/CAT	Computed axial tomography
Da	Dalton
D	Deutron
DMI	Dimethyl formamide
DTPA	Diethylene triamine pentaacetate
EC	Electron Capture
ECD	Ethylcystinate dimmer
fMR	Functional magnetic resonance imaging
gm	Gram
g/mo	Gram per mole
HMPAO	Hexamethyl propylene amine oxime
HPL	High Performance Liquid Chromatography

hr	Hour
IBZM	Iodobenzamide
I.D.	Injected dose
IMP	iso propyl iodoamphatamine
INDD	Intranasal drug delivery
I.V.	Intravenously
KBq	Kilo Becquerel
KeV	Kilo electron volt
LLE	Liquid liquid extraction
MBq	Mega Becquerel
mCi	Millicurie
MeV	Mega electron volt
mg	Milligram
min	Minute
ml	Millilitre
µl	Microlitre
MnO_4^-	Permanganate ion
Mo	Molybdenum
MRI	Magnetic resonance imaging
NBS	N-bromosuccinimide
NCS	N-chlorosuccinimide

p	Level of significance
P	Proton
PC	Paper chromatography
PET	Positron emission tomography
PETR	positron emitting tracers
p.i.	Post injection
PTSM	Pyruvaldehyde bis (N$_4$,N$_4$-dimethylthiosemicarbazon)
RIA	Radioimmunoassay
SPECT	Single photon emission computed tomography
TLC	Thin layer chromatography
α	Alpha particles
β	Beta particles
β^+	Positron
β^-	Beta particles
$\square$	Gamma emission

I Introdução geral

I.I Notas breves sobre o tecnécio

Perrier e Segrè tinham descoberto o tecnécio em 1937, como elemento (43), numa amostra de molibdénio irradiada por deuterões [1]. O tecnécio foi o primeiro elemento até então desconhecido na Terra a ser produzido artificialmente [2]. Seaborg e Segrè tinham observado que o molibdénio-98 irradiado com neutrões lentos dava origem a ^{99} Tc através do decaimento do isómero metaestável, ^{99m} Tc [3]. Por fim, foram descobertos 21 isótopos de tecnécio, variando de ^{90} Tc a ^{110} Tc, tendo o tecnécio-110 a semi-vida mais curta (0,86 s) e o ^{97} Tc a mais longa (2,6 x 106 y). Todos os isótopos de tecnécio são radioactivos. ^{99m}O Tc tem tido uma aplicação generalizada na medicina nuclear de diagnóstico. Este isómero metaestável decai com uma semi-vida de 6,01 horas para ^{99} Tc. O tecnécio-99 tem uma semi-vida de 2,13 x 105 anos, pelo que é essencialmente estável. O tecnécio-99 tem sido útil para elucidar a química exacta do tecnécio nos seus compostos radiofarmacêuticos. Um esquema simplificado de produção e decaimento para o gerador de ^{99m} Tc pode ser avaliado por O molibdénio-99 utilizado nos geradores actuais é obtido como subproduto da cisão do 235U. São utilizados métodos radioquímicos para separar o ^{99} Mo dos outros radionuclídeos presentes no produto do reator. O ^{99} Mo purificado é utilizado para preparar o gerador. Em geral, o ^{99} Mo é ajustado a um pH ácido, formando várias espécies aniónicas, como o molibdato (MoO_4^{2-}) e o para molibdato ($Mo7O24^{6-}$). A solução aniónica de molibdato é então carregada numa coluna geradora contendo alumina ($Al2O3$) que foi previamente lavada em solução salina de pH 5. A alumina carregada positivamente absorve firmemente os iões de molibdato carregados negativamente. Os geradores são então autoclavados, montados em condições assépticas e eluídos com solução salina normal (injeção de cloreto de sódio a 0,9 por cento). Os testes de controlo de qualidade efectuados pelo fabricante incluem a eficiência de eluição do gerador, o volume de eluato, a pureza radioquímica e radionuclídica, o pH, a concentração de iões de alumínio, a esterilidade e os testes de pirogénios. Quando os geradores são utilizados na prática da farmácia nuclear, a atividade do ^{99m} Tc é eluída com solução salina normal estéril. O eluato é constituído por solução salina normal e pertecnetato de sódio. O ião pertecnetato (TcO_4^-) é facilmente deslocado da coluna de alumina pelo ião cloreto (Cl^-) presente na solução salina. A atividade do ^{99}Mo permanece firmemente ligada à alumina, uma vez que tem uma carga mais negativa do que o pertecnetato. Entre 70 a 90 por cento da atividade de ^{99m}Tc disponível é removida durante a eluição. São necessários pelo menos 5 ml de solução salina para remover a ^{99m} atividade de Tc e, normalmente, são eluídos entre 5 e 20 ml, dependendo da concentração de atividade pretendida no eluato final. ^{99m}A atividade de Tc no gerador acumula-se rapidamente após a eluição do gerador. A acumulação máxima da atividade de ^{99m}Tc é atingida cerca de 23 horas após a eluição, mas cerca de 50 por cento da atividade máxima é atingida cerca de 5 a 6 horas após a eluição. Assim, o gerador pode ser eluído noutras alturas do dia para obter mais pertecnetato. A atividade de ^{99}Mo que permanece na coluna continua a decair, gerando mais atividade de ^{99m}Tc. Um gerador tem uma vida útil de duas semanas, mas a substituição semanal é a norma para fornecer a quantidade necessária de atividade de tecnécio para as necessidades diárias. O eluato do gerador é constituído por ^{99m}Tc e ^{99}Tc na forma de pertecnetato. A quantidade química de tecnécio no eluato é importante para a radiomarcação de vários compostos de tecnécio. O primeiro gerador de tecnécio investigado para uso clínico foi adquirido à BNL por Harper da Universidade de Chicago [4,5]. O gerador produzia tecnécio como ião pertecnetato (TcO_4^-). Após injeção intravenosa de (TcO_4^-) em ratos, observou-se que a atividade se localizava na glândula tiroide, nas glândulas salivares, no estômago e na bexiga urinária, à semelhança do ião iodeto.

Estes primeiros estudos de investigação identificaram as seguintes vantagens do ^{99m}Tc para imagiologia:

1. Baixa dose de radiação devido à curta meia-vida e à ausência de radiação beta.

2. Elevado rendimento de fotões (89 %) de gama de 140 keV; boa penetração nos tecidos; facilmente colimado e eficazmente detectado pela câmara gama.

3. Disponibilidade de um gerador para utilização local.

4. Capaz de ser composto numa variedade de formas químicas.

I.II Estado de oxidação do tecnécio

O tecnécio está posicionado na tabela periódica juntamente com o manganês e o rénio, mas a sua química é mais semelhante à do rénio. Como metal de transição no grupo VII B, o tecnécio tem sete electrões para além da configuração de gás nobre do crípton e estes electrões residem nas subcamadas 4d e 5s (configuração d^7) como: **[43], $1S^2$, $2S^2$, $2P^6$, $3S^2$, $3P^6$, $3d^{10}$, $4S^2$,$4P^6$, $4d^6$,$5S^1$** .

O tecnécio perde rapidamente estes 7 electrões para produzir o estado de oxidação 7+ (configuração d^0), que existe no pertecnetato, TcO_4^- . Embora o pertecnetato seja o estado mais estável em solução aquosa, foram preparados compostos de tecnécio com estados de oxidação de 1 a 7+ [6]. Estudos radioquímicos mostraram que o tecnécio é reduzido a Tc(V) como $[TcOCl_4]^-$ em HCl concentrado a frio e a Tc(IV) como $(TcCl_6]^{2-}$ em HCl quente. A hidrólise em TcO_2 insolúvel é evitada nestas condições, mas pode ocorrer em soluções menos concentradas do que 2 M de HCl, a menos que esteja presente um ligando de coordenação. Foram produzidos muitos complexos de coordenação de tecnécio deslocando os ligandos halogenetos nestes clorocomplexos reduzidos com ligandos de coordenação que conferem estabilidade química e propriedades biológicas favoráveis para diagnóstico por imagem. O ácido ascórbico e o ferro ferroso foram agentes redutores utilizados nos primeiros estudos de radiomarcação, mas conduziram frequentemente a uma redução incompleta, exigindo a remoção do pertecnetato não reagido. Desde então, foram introduzidos agentes redutores capazes de uma redução mais completa do tecnécio. O borohidreto de sódio ($NaBH_4$) e o ditionito de sódio ($Na_2S_2O_4$) são eficazes em pH alcalino, enquanto o cloreto estanoso ($SnCl_2$) é normalmente utilizado em pH ácido. O cloreto estanoso é capaz de produzir elevados rendimentos de compostos marcados com tecnécio, eliminando a necessidade de remover o pertecnetato livre. Este facto levou à introdução de "kits instantâneos" para a preparação de radiofármacos^{99m} Tc- [7,8]. Outros sais de estanho, como o fluoreto de estanho e o tartarato de estanho, são também utilizados em formulações de kits. O estado de oxidação do tecnécio e a estabilidade dos compostos marcados com tecnécio são controlados por vários factores, incluindo o pH, o tipo de sistema redutor, as propriedades químicas do ligando de coordenação e os ingredientes adjuvantes do kit. Os estados mais estáveis do tecnécio em água são o Tc(VII) como TcO_4^- e o Tc(IV) como produto insolúvel da redução hidrolisada, $TcO_2.H_2O$ [9]. As experiências de redução/titulação mostraram que alguns ligandos podem produzir complexos com tecnécio num estado de oxidação específico, enquanto outros ligandos produzem complexos com tecnécio em mais de um estado de oxidação, determinado pelo número de electrões, n, adquiridos pelo pertecnetato. Assim, quando $n = 2, 3, 4$ e 6, o tecnécio é reduzido para os estados de oxidação (V), (IV), (III) e (I), respetivamente. Por exemplo, ligandos como o ácido dietilenotriamino-pentacético (DTPA), o pirofosfato, o tripolifosfato e outros podem formar inicialmente complexos de Tc(III) que depois se oxidam a Tc(IV). Os estados de oxidação do tecnécio (V) e (VI) podem desproporcionar-se, como se segue, para (IV) como TcO_2 e (VII) como TcO_4^- , a menos que estejam presentes concentrações adequadas de ligando complexante: Estas reacções indesejadas podem comprometer o rendimento da marcação do complexo de tecnécio desejado se a formulação do kit radiofarmacêutico não for optimizada. Alguns complexos são bastante estáveis à oxidação (por exemplo,^{99m} Tc-DTPA,^{99m} Tc-HIDA derivatives,^{99m} Tc-gluceptate), enquanto outros são mais lábeis (por exemplo,^{99m} Tc-DMSA,^{99m} Tc bone agents) e podem exigir a adição de um antioxidante à formulação. Os estados de oxidação do tecnécio em vários compostos estão enumerados no Quadro 1 [9]. Exemplos representativos das configurações electrónicas e dos estados de oxidação do tecnécio em vários compostos radiofarmacêuticos são os seguintes em^{99m} Tcsestamibi (Cardiolite), existe a configuração d^6 em que o tecnécio atinge o estado de oxidação Tc (I) ao ganhar seis electrões; em^{99m} Tc-mebrofenin (Choletec), existe a configuração d^4 em que o tecnécio ganha quatro electrões para atingir o estado de oxidação Tc (III); e no^{99m} Tc-mertiatide (TechneScan MAG_3), existe a configuração $d2$ em que o tecnécio ganha dois electrões para atingir o estado de oxidação Tc(V). Uma exceção à necessidade de redução química é o coloide^{99m} Tc-enxofre, em que o tecnécio mantém o estado de oxidação Tc(VII) em virtude da sua estabilidade como hepta-sulfureto de tecnécio insolúvel, Tc_2S_7. Assim, o tecnécio apresenta uma química diversificada que lhe permite ser incorporado numa variedade de formas químicas para utilização diagnóstica em medicina nuclear. Os estados de oxidação enumerados no Quadro 1 são considerados como o estado habitual presente nos radiofármacos de tecnécio preparados a partir de kits.

I.III Formulação do kit

Os kits de tecnécio foram formulados com um agente redutor, um ligando de coordenação e adjuvantes, tais como antioxidantes, tampões e agentes quelantes auxiliares. O agente redutor mais comum nos kits de^{99m}Tc é o Sn(II) como cloreto estanoso di-hidratado, $SnCl2.2H2O$. Normalmente, muito pouco do Sn(II) dos kits está presente como iões livres nas soluções radiofarmacêuticas, estando a maior parte complexado com o ligando e alguns como agregados de estanho coloidal [9]. Sendo um poderoso agente redutor, o cloreto estanoso é facilmente oxidado a Sn(IV) pelo oxigénio dissolvido em solução ou no ar. Normalmente, está presente um grande excesso de cloreto estanoso em relação ao pertecnetato nas soluções radiofarmacêuticas, sendo a razão entre SnCl2 e^{99m}TcO4$^-$ tão elevada como 108 a 109.7 Assim, muito pouco do Sn(II) presente é oxidado pelo pertecnetato, per se, e a maior parte do seu poder redutor perde-se devido à oxidação pelo oxigénio e pelos radicais livres. Assim, exceto em algumas situações especiais, é importante excluir o ar da maioria dos radiofármacos de tecnécio durante e após a preparação. Para preservar o Sn(II) no kit, os ingredientes são liofilizados e selados numa atmosfera isenta de oxigénio, como o azoto ou o árgon. A maioria das reacções de radiomarcação com tecnécio ocorre perto da neutralidade e deve estar disponível um agente complexante suficiente para manter solúveis todos os iões metálicos, incluindo o ião estanoso, o ião estânico e os iões^{99m}Tc e^{99}Tc reduzidos [10]. A quelação dos iões metálicos pode ser reforçada por um agente quelante. A formulação óptima tem de ser determinada para cada tipo de kit. O pH da mistura de radiomarcação é importante para que as reacções se processem adequadamente e são utilizados tampões para ajustar o pH. Uma vez formado o complexo de tecnécio, este pode estar sujeito a degradação por oxidação do ar inadvertidamente introduzido no kit. A degradação pode também ser causada por autorradiólise mediada por radicais livres. A degradação oxidativa é mediada por OH e a degradação redutora por IΓ ou é aq. Os kits susceptíveis à autorradiólise podem limitar a concentração de tecnécio durante a radiomarcação e podem necessitar de sequestradores de radicais livres, como o ácido ascórbico, o ácido gentísico ou o ácido para-aminobenzóico (PABA). Em algumas circunstâncias, o ar pode ser deliberadamente adicionado aos kits para minimizar a formação de impurezas radioquímicas. Por exemplo, é adicionado ar ao kit^{99m} Tc-MAG3 para oxidar o excesso de ião estanoso, que pode diminuir o estado de oxidação do tecnécio no complexo desejado. A adição de ar a um kit^{99m} Tc-tetrofosmina minimiza a autorradiólise do complexo de tecnécio através da redução dos radicais livres. Podem ser incluídos num kit agentes quelantes auxiliares. Estes agentes ajudam a manter o estanho solúvel quando o ligando de coordenação pode não ser eficaz, aumentam o potencial de redução do sistema através da complexação das espécies Sn(II) e Sn(IV) e podem funcionar como ligandos de transferência. Um ligando de transferência, também conhecido como ligando dador ou ligando de troca, forma um complexo fraco com o tecnécio reduzido. Isto estabiliza o tecnécio contra a desproporção quando a sua taxa de reação com o ligando de coordenação é lenta. Durante a reação de radiomarcação, o ligando de coordenação mais forte desloca o ligando mais fraco. Alguns exemplos de ligandos de transferência são o tartarato de sódio no kit de mertiatide, o gluconato de sódio no kit de tetrofosmina, o glucoheptonato de sódio no kit de apcitide e o citrato de sódio no kit de sestamibi [10-16].

I.IV Estereoquímica.

A localização biológica de qualquer molécula de fármaco é determinada por muitos factores, incluindo a solubilidade lipídica, o tamanho molecular, a carga, a estrutura e a configuração estereoquímica. Durante a conceção e o ensaio de radiofármacos de tecnécio de segunda geração, tornou-se evidente que a forma estereoisomérica do complexo também era importante para a sua distribuição e localização. Alguns dos novos complexos essenciais de tecnécio são péptidos. Os péptidos são sequências de aminoácidos de cadeia curta e estes complexos podem conter o enantiómero D ou L de um determinado aminoácido. Os aminoácidos naturais são da forma L e podem sofrer degradação enzimática in vivo. Por conseguinte, o enantiómero D correspondente pode ser substituído num péptido para ganhar estabilidade in vivo. Os enantiómeros são estereoisómeros em imagem de espelho cuja configuração tridimensional não pode ser organizada de modo a que um enantiómero possa ser sobreposto ao outro. Isto acontece porque a molécula é quiral e não tem simetria. Uma razão comum para a quiralidade em moléculas orgânicas é a presença de um ou mais átomos de carbono assimétricos. Assim, o denantiómero tem uma configuração que o impede de interagir com a enzima que metaboliza o enantiómero L, resultando numa menor probabilidade de degradação in vivo. Em alguns casos, quando uma molécula orgânica contém vários grupos funcionais diferentes ligados a centros estereogénicos, tais como átomos de carbono assimétricos, é desejável descrever a configuração espacial de um grupo funcional em relação a outro. Se os ligandos nos centros estereogénicos estiverem em lados opostos do plano, a configuração relativa é ***anti*** **(antiperiplanar)** e se estiverem no mesmo lado do plano, são ***syn*** **(sinperiplanar)** (Figura 1). Outro tipo de isomerismo encontrado em complexos octaédricos com três grupos idênticos coordenados a um átomo de metal é o isomerismo meridional/facial. O isómero ***meridional (mer)*** tem os três grupos idênticos ligados ao metal no mesmo plano, enquanto o isómero **facial** *(fac)* tem os três grupos ocupando a mesma face (Figura 1). Um exemplo deste tipo de isomerismo na química do tecnécio são os compostos tricarbonílicos de tecnécio que têm três grupos carbonílicos coordenados numa configuração facial.

II Introdução

II.I Medicina nuclear

A história da medicina nuclear contém contribuições de cientistas de diferentes disciplinas da física, química, engenharia e medicina. A natureza multidisciplinar da medicina nuclear faz com que seja difícil para os historiadores da medicina determinar a data de nascimento da medicina nuclear. A data de nascimento da medicina nuclear pode provavelmente ser colocada entre a descoberta da radioatividade artificial, em 1934, e a produção de radionuclídeos pelo Laboratório Nacional de Oak Ridge para uso médico, em 1946 [17,18]. As origens desta ideia médica remontam a meados da década de 1920, em Friburgo, na Alemanha, quando George de Hevesy fez experiências com radionuclídeos administrados a ratos, mostrando assim as vias metabólicas destas substâncias e estabelecendo o princípio do marcador. Possivelmente, a génese desta área médica ocorreu em 1936, quando John Lawrence , conhecido como "o pai da medicina nuclear", tirou uma licença do seu cargo de professor na Faculdade de Medicina de Yale, para visitar o seu irmão Ernest Lawrence no seu novo laboratório de radiações (atualmente conhecido como Lawrence Berkeley National Labs) em Berkeley, Califórnia. Mais tarde, John Lawrence fez a primeira aplicação em doentes de um radionuclídeo artificial, quando utilizou o fósforo-32 para tratar a leucemia [19,20]. Muitos historiadores consideram a descoberta de radionuclídeos produzidos artificialmente por Frederic Joliot-Curie e Irene Joliot-Curie em 1934 como o marco mais significativo da medicina nuclear [21]. Em fevereiro de 1934, relataram a primeira produção artificial de material radioativo na revista Nature, depois de descobrirem radioatividade em folhas de alumínio que foram irradiadas com uma preparação de polónio. O seu trabalho baseou-se nas descobertas anteriores de Wihelm Konard Roentgen para os raios X, de Henri Becquerel para os sais de urânio radioactivos e de Marie Curie (mãe de Irene Curie) para o tório radioativo, o polónio e a criação do termo "radioatividade". A história da medicina nuclear não estará completa sem mencionar estes primeiros pioneiros. A medicina nuclear ganhou reconhecimento público como uma potencial especialidade em 7 de dezembro de 1946, quando foi publicado um artigo no Journal of the American Medical Association por Sam Seidlin [22]. O artigo descrevia um tratamento bem sucedido de um doente com metástases de cancro da tiroide utilizando radioiodo (I-131). Este é considerado por muitos historiadores como o artigo mais importante alguma vez publicado em medicina nuclear [23]. Embora a primeira utilização do I-131 tenha sido dedicada à terapia do cancro da tiroide, o seu uso foi mais tarde alargado para incluir a imagiologia da glândula tiroide, a quantificação da função da tiroide e a terapia do hipertiroidismo. Entre os muitos radionuclídeos que foram descobertos para utilização médica, nenhum foi tão importante como a descoberta e o desenvolvimento do tecnécio-99m. Foi descoberto pela primeira vez em 1937 por C. Perrier e E. Segre como um elemento artificial para preencher o espaço número 43 na Tabela Periódica. O desenvolvimento de um sistema gerador para produzir tecnécio-99m na década de 1960 tornou-se um método prático para utilização médica. Atualmente, o tecnécio-99m é o elemento mais utilizado em medicina nuclear e é empregue numa grande variedade de estudos imagiológicos de medicina nuclear. A utilização clínica generalizada da medicina nuclear começou no início da década de 1950, à medida que se expandiam os conhecimentos sobre radionuclídeos, deteção de radioatividade e utilização de determinados radionuclídeos para rastrear processos bioquímicos. Os trabalhos pioneiros de Benedict Cassen no desenvolvimento do primeiro scanner retilíneo e da câmara de cintilação de Hal O. Angers (câmara de Anger) alargaram a jovem disciplina da medicina nuclear a uma especialidade de imagiologia médica de pleno direito. No início da década de 1960, no sul da Escandinávia, Niels A. Lassen , David H. Ingvar e Erik Skinhoj desenvolveram técnicas que forneceram os primeiros mapas de fluxo sanguíneo do cérebro, que inicialmente envolviam a inalação de xénon-133 [24]; um equivalente intra-arterial foi desenvolvido pouco depois, permitindo a medição da distribuição local da atividade cerebral em doentes com perturbações neuropsiquiátricas como a esquizofrenia [25]. As versões posteriores teriam 254 cintiladores para produzir uma imagem bidimensional num monitor a cores. Permitiu-lhes construir imagens que reflectiam a ativação cerebral da fala, da leitura, da perceção visual ou auditiva e do movimento voluntário [26]. A técnica foi também utilizada para investigar, por exemplo, movimentos sequenciais imaginados, cálculo mental e navegação espacial mental [27,28]. Na década de 1970, a maioria dos órgãos do corpo podia ser visualizada através de procedimentos de medicina nuclear. Em 1971, a Associação Médica Americana reconheceu oficialmente a medicina nuclear como uma especialidade médica [29]. Em 1972, foi criado o American Board of Nuclear Medicine e, em 1974, o American Osteopathic Board of Nuclear Medicine, consolidando a medicina nuclear como uma especialidade médica autónoma. Na década de 1980, os radiofármacos foram concebidos para serem utilizados no diagnóstico de doenças cardíacas. O desenvolvimento da tomografia computorizada de emissão de fotões únicos (SPECT), por volta da mesma altura, levou à reconstrução tridimensional do coração e ao estabelecimento do campo da cardiologia nuclear [30]. Desenvolvimentos mais recentes na medicina nuclear incluem a invenção do primeiro scanner de tomografia por emissão de positrões (PET). O conceito de tomografia de emissão e transmissão, mais tarde desenvolvido em tomografia computorizada de emissão de fotão único (SPECT), foi introduzido por David E. Kuhl e Roy Edwards no final da década de 1950. O seu trabalho levou à conceção e construção de vários instrumentos de tomografia na Universidade da Pensilvânia. As técnicas de imagiologia tomográfica continuaram a ser desenvolvidas na Faculdade de Medicina da Universidade de Washington. Estas inovações levaram à fusão de imagens com SPECT e TC por Bruce Hasegawa da Universidade da Califórnia em São Francisco (UCSF) e ao primeiro protótipo de PET/CT por D. W. Townsend da Universidade de Pittsburgh em 1998. A imagiologia PET e PET/CT registou um crescimento mais lento nos primeiros anos, devido ao custo da modalidade e à necessidade de um ciclotrão no local ou nas proximidades. No entanto, uma decisão administrativa de aprovar o reembolso médico de aplicações limitadas de PET e PET/CT em oncologia conduziu a um crescimento fenomenal e a uma aceitação generalizada nos últimos anos, o que também foi facilitado pelo estabelecimento de[18] marcadores marcados com F para procedimentos normalizados, permitindo o trabalho em locais não equipados com ciclotrão. A imagiologia PET/CT é agora parte integrante da oncologia para diagnóstico, estadiamento e monitorização do tratamento. Desde o início de 2011, está disponível no mercado um scanner MRI/PET totalmente integrado[31-35]. Por conseguinte, a medicina nuclear pode ser descrita como uma especialidade médica que envolve a aplicação de substâncias radioactivas no diagnóstico e tratamento de doenças. A medicina nuclear é, de certa forma, uma "radiologia" feita de dentro para fora ou "endorradiologia", porque regista a radiação emitida pelo interior do corpo, em vez da radiação gerada por fontes externas, como os raios X. Além disso, os exames de medicina nuclear diferem da radiologia, uma vez que a ênfase não é colocada na anatomia da imagem, mas sim na função e, por essa razão, é chamada uma modalidade de imagiologia fisiológica. A Tomografia Computorizada por Emissão de Fotão Único ou SPECT e a Tomografia por Emissão de Positrões ou PET são as duas modalidades de imagiologia mais comuns em medicina nuclear.

II.II Diagnóstico por imagem médica

Na imagiologia em medicina nuclear, os radiofármacos são administrados internamente, por exemplo, por via intravenosa ou oral. Em seguida, detectores externos (câmara gama) captam e formam imagens a partir da radiação emitida pelos radiofármacos. Este processo é diferente de uma radiografia de diagnóstico, em que a radiação externa é passada através do corpo para formar uma imagem. Existem várias técnicas de medicina nuclear de diagnóstico.

11.11.1   2D: A cintigrafia ("scint") é a utilização de radionuclídeos internos para criar imagens bidimensionais

11.11.1.1   Exemplos de técnicas de imagens bidimensionais

a) *Osso,* uma cintigrafia óssea de corpo inteiro de medicina nuclear. A cintigrafia óssea de corpo inteiro de medicina nuclear é geralmente utilizada na avaliação de várias patologias relacionadas com o osso, tais como dores ósseas, fracturas de stress, lesões ósseas não malignas, infecções ósseas ou disseminação de cancro para o osso.

b) *Coração,* exame de medicina nuclear de perfusão do miocárdio com tálio-201 para as imagens de repouso (linhas inferiores) e Tc-Sestamibi para as imagens de esforço (linhas superiores). O exame de medicina nuclear de perfusão miocárdica desempenha um papel fundamental na avaliação não invasiva da doença arterial coronária. O estudo não só identifica os doentes com doença arterial coronária, como também fornece informações sobre o prognóstico global ou o risco global de eventos cardíacos adversos para o doente.

c) *Paratiroide,* uma ecografia de medicina nuclear da paratiroide demonstra um adenoma da paratiroide adjacente ao pólo inferior esquerdo da glândula tiroide.

d) *Hepatobiliar,* Exame hepatobiliar normal (HIDA scan). O exame hepatobiliar de medicina nuclear é clinicamente útil na deteção de doenças da vesícula biliar.

e) *Pulmões,* Exame normal da ventilação e perfusão pulmonar (V/Q). O exame de medicina nuclear V/Q é útil na avaliação da embolia pulmonar.

f) *Tiroide,* Exame da tiroide com iodo-123 para avaliação do hipertiroidismo.

II.II.II 3D: A SPECT é uma técnica tomográfica 3D que utiliza dados da câmara gama de muitas projecções e pode ser reconstruída em diferentes planos. A tomografia por emissão de positrões (PET) utiliza a deteção de coincidências para obter imagens de processos funcionais.

11.11.11.1 Exemplos de técnicas de imagens tridimensionais

a) *Fígado,* uma imagem de medicina nuclear SPECT do fígado com glóbulos vermelhos autólogos marcados com tecnécio-99m. Um foco de elevada captação (seta) no fígado é consistente com um hemangioma.

b) *Corpo inteiro,* projeção de intensidade máxima (MIP) de uma aquisição de tomografia por emissão de positrões (PET) de corpo inteiro de uma mulher de 79 kg após injeção intravenosa de 371 MBq de 18F-FDG (uma hora antes da medição).

II.II.III Exames de medicina nuclear

Os exames de medicina nuclear diferem da maioria das outras modalidades de imagiologia na medida em que os exames de diagnóstico mostram principalmente a função fisiológica do sistema que está a ser investigado, por oposição à imagiologia anatómica tradicional, como a TC ou a RM. Os exames imagiológicos de medicina nuclear são geralmente mais específicos de um órgão, de um tecido ou de uma doença (por exemplo, exame dos pulmões, exame do coração, exame dos ossos, exame do cérebro, tumor, infeção, Parkinson, etc.) do que os exames imagiológicos de radiologia convencional, que se centram numa secção específica do corpo (por exemplo, radiografia do tórax, TAC do abdómen/pelve, TAC da cabeça, etc.). Além disso, existem estudos de medicina nuclear que permitem obter imagens de todo o corpo com base em determinados receptores ou funções celulares. São exemplos os exames PET ou PET/CT de corpo inteiro, o exame com gálio, o exame com índio de glóbulos brancos, o exame com MIBG e o exame com octreótido. Embora a capacidade do metabolismo nuclear para obter imagens de processos patológicos a partir de diferenças no metabolismo seja insuperável, não é única. Certas técnicas, como a fMRI, permitem obter imagens dos tecidos (nomeadamente dos tecidos cerebrais) através do fluxo sanguíneo, mostrando assim o metabolismo. Além disso, as técnicas de contraste em TC e RM mostram regiões de tecido que estão a manipular fármacos de forma diferente, devido a um processo inflamatório. Os testes de diagnóstico em medicina nuclear exploram a forma como o corpo manipula as substâncias de forma diferente quando existe uma doença ou patologia. O radionuclídeo introduzido no organismo é frequentemente ligado quimicamente a um complexo que actua de forma caraterística no organismo; este complexo é normalmente conhecido como traçador. Na presença de uma doença, o marcador distribui-se frequentemente pelo corpo e/ou é processado de forma diferente. Por exemplo, o ligando metileno-difosfonato (MDP) pode ser preferencialmente absorvido pelo osso. Ao ligar quimicamente o tecnécio-99m ao MDP, a radioatividade pode ser transportada e fixada ao osso através da hidroxiapatite para a obtenção de imagens. Qualquer aumento da função fisiológica, como por exemplo devido a uma fratura no osso, significa normalmente um aumento da concentração do marcador. Isto resulta frequentemente no aparecimento de um "ponto quente", que é um aumento focal da acumulação de rádio ou um aumento geral da acumulação de rádio em todo o sistema fisiológico. Alguns processos patológicos resultam na exclusão de um marcador, dando origem ao aparecimento de um "ponto frio". Foram desenvolvidos muitos complexos de marcadores para obter imagens ou tratar muitos órgãos, glândulas e processos fisiológicos diferentes.

II.II.IV Técnicas de digitalização híbridas

Em alguns centros, os exames de medicina nuclear podem ser sobrepostos, utilizando software ou câmaras híbridas, a imagens de modalidades como a TC ou a RM, para realçar a parte do corpo onde se concentra o radiofármaco. Esta prática é frequentemente designada por fusão de imagens ou coregisto, por exemplo SPECT/CT e PET/CT. A técnica de fusão de imagens em medicina nuclear fornece informações sobre a anatomia e a função, que de outra forma não estariam disponíveis ou exigiriam um procedimento mais invasivo ou uma cirurgia.

II.II.IV.I Exemplos de técnicas de digitalização híbridas

a) PET/CT de corpo inteiro normal com FDG-18. A PET/CT de corpo inteiro é habitualmente utilizada na deteção, estadiamento e acompanhamento de vários tipos de cancro.

b) PET/CT de corpo inteiro anormal com metástases múltiplas de um cancro. A PET/CT de corpo inteiro tornou-se uma ferramenta importante na avaliação do cancro.

II.III Questões práticas no domínio da imagiologia nuclear

Embora os riscos das exposições a radiações de baixo nível não sejam bem compreendidos, foi adoptada universalmente uma abordagem cautelosa segundo a qual todas as exposições humanas a radiações devem ser mantidas tão baixas quanto razoavelmente praticáveis, "ALARP". (Originalmente, este princípio era conhecido como "As Low As Reasonably Achievable" (ALARA), mas foi alterado nas versões modernas da legislação para dar mais ênfase ao "Reasonably" e menos ao "Achievable". Trabalhando com o princípio ALARP, antes de um doente ser exposto a um exame de medicina nuclear, deve ser identificado o benefício do exame. Isto deve ter em conta as circunstâncias particulares do doente em questão, se for caso disso. Por exemplo, se for improvável que um doente seja capaz de tolerar uma quantidade suficiente do procedimento para obter um diagnóstico, então seria inadequado prosseguir com a injeção do marcador radioativo no doente. Quando o benefício justifica de facto o procedimento, a exposição à radiação (a quantidade de radiação administrada ao doente) deve também ser mantida tão baixa quanto razoavelmente praticável. Isto significa que as imagens produzidas em medicina nuclear nunca devem ser melhores do que as necessárias para um diagnóstico seguro. A administração de exposições de radiação mais elevadas pode reduzir o ruído numa imagem e torná-la mais apelativa do ponto de vista fotográfico, mas se a questão clínica puder ser respondida sem este nível de pormenor, então é inadequado. Como resultado, a dose de radiação da imagiologia em medicina nuclear varia muito, dependendo do tipo de estudo. A dose de radiação efectiva pode ser inferior ou comparável ou pode exceder em muito a dose de radiação de fundo anual ambiental diária geral. Da mesma forma, também pode ser inferior, na mesma ordem de grandeza ou superior à dose de radiação de uma TAC do abdómen/pelve. Alguns procedimentos de medicina nuclear requerem uma preparação especial do doente antes do estudo para obter um resultado mais exato. Os preparativos para a realização de exames pré-imagiológicos podem incluir uma preparação dietética ou a não ingestão de determinados medicamentos. Os doentes são encorajados a consultar o departamento de medicina nuclear antes de efectuarem um exame.

II.IV Análise

O resultado final do processo de imagiologia em medicina nuclear é um "conjunto de dados" que inclui uma ou mais imagens. Nos conjuntos de dados com várias imagens, o conjunto de imagens pode representar uma sequência temporal (ou seja, cine ou filme), frequentemente designada por conjunto de dados "dinâmico", uma sequência temporal com gated cardíaco ou uma sequência espacial em que a câmara gama é deslocada em relação ao doente. SPECT (tomografia computorizada por emissão de fotão único) é o processo pelo qual as imagens adquiridas a partir de uma câmara gama rotativa são reconstruídas para produzir uma imagem de um "corte" através do doente numa determinada posição. Um conjunto de cortes paralelos forma uma pilha de cortes, uma representação tridimensional da distribuição de radionuclídeos no doente. O computador de medicina nuclear pode necessitar de milhões de linhas de código fonte para fornecer pacotes de análise quantitativa para cada uma das técnicas de imagiologia específicas disponíveis em medicina nuclear. As sequências temporais podem ser analisadas com recurso a modelos cinéticos, tais como modelos multicompartimentais ou um gráfico de Patlak.

II.V Medicina nuclear de intervenção

A terapêutica com radionuclídeos pode ser utilizada para tratar doenças como o hipertiroidismo, o cancro da tiroide e doenças do sangue. Na terapia de medicina nuclear, a dose de tratamento por radiação é administrada internamente (por exemplo, por via intravenosa ou oral) e não a partir de uma fonte de radiação externa. Os radiofármacos utilizados na terapia de medicina nuclear emitem radiação ionizante que percorre apenas uma curta distância, minimizando assim os efeitos secundários indesejados e os danos em órgãos não envolvidos ou em estruturas próximas. A maioria das terapias de medicina nuclear pode ser efectuada em regime de ambulatório, uma vez que o tratamento tem poucos efeitos secundários e a exposição do público em geral à radiação pode ser mantida dentro de um limite seguro.

II.VI Terapêuticas comuns de medicina nuclear (fonte não selada)

a) Iodo-131- iodeto de sódio (Condição, hipertiroidismo e cancro da tiroide)

b) Ítrio-90-ibritumomba tiuxetano (Zevalin) e Iodo-131- tositumomab (Bexxar) (Condição, linfoma refratário)

c) ^{131}I-MIBG (metaiodobenzilguanidina) (Condição, tumores neuroendócrinos)

d) Samário-153 ou Estrôncio-89 (Condição, tratamento paliativo da dor óssea)

II.VII Fontes de radiação (radionuclídeos) habitualmente utilizadas em braquiterapia.

Em alguns centros, o departamento de medicina nuclear pode também utilizar cápsulas implantadas de isótopos de braquiterapia para tratar o cancro.

1- Césio-137(^{137}Cs), raios γ, T_m 30,17 anos, 0,662 MeV

2- Cobalto-60(^{60}Co), raios γ, T_m 5,26 anos, 1,17,1,33 MeV

3- Irídio-192(^{1} 9⅛), β⁻ -partículas, $T_{1/2}$ 73,8 dias, 0,38 MeV(média)

4- Iodo-125(^{125} I), raios γ, T_m 59,6 dias, 27,4, 31,4 e 35,5 keV

5- Paládio-103(^{103} Pd), raios γ, $T_{1/2}$ 17,0 dias, 21 keV (média)

6- Ruténio-106(^{106} Ru), β⁻ -partículas, $T_{1/2}$ 1,02 anos 3,54MeV

II.VIII Fonte de radionuclídeos, com notas sobre alguns radiofármacos.

Cerca de um terço do abastecimento mundial, e a maior parte do abastecimento europeu, de isótopos médicos é produzido no reator nuclear de Petten, nos Países Baixos. Outro terço do fornecimento mundial, e a maior parte do fornecimento da América do Norte, é produzido nos Laboratórios Chalk River em Chalk River, Ontário, Canadá. A NRU começou a funcionar em 1957. A Comissão Canadiana de Segurança Nuclear ordenou que o reator National Research Universal fosse encerrado em 18 de novembro de 2007 para manutenção regular e atualização dos sistemas de segurança de acordo com as normas modernas. A atualização demorou mais tempo do que o previsto e, em dezembro de 2007, verificou-se uma escassez crítica de isótopos médicos. O governo canadiano aprovou legislação de emergência que permitiu o arranque do reator em 16 de dezembro de 2007 e a continuação da produção de isótopos médicos. Em meados de fevereiro de 2009, o reator foi novamente encerrado devido a um problema no mecanismo que extrai do reator as barras que contêm os isótopos. O reator foi novamente encerrado em meados de maio do mesmo ano devido a uma fuga de água pesada. O reator voltou a arrancar durante o primeiro trimestre de 2010. A NRU cessará a produção de rotina no outono de 2016, mas o reator estará disponível para produção de reserva até março de 2018, altura em que será encerrado. O reator de Chalk River é utilizado para irradiar materiais com neutrões que são produzidos em grande quantidade durante a cisão do U-235. Estes neutrões alteram o núcleo do material irradiado, acrescentando-lhe um neutrão ou dividindo-o no processo de cisão nuclear. Num reator, um dos produtos de cisão do urânio é o molibdénio-99, que é extraído e enviado para casas de radiofarmacêuticos em toda a América do Norte. O Mo-99 sofre um decaimento beta radioativo com uma meia-vida de 2,7 dias (ou 66 horas), transformando-se inicialmente em Tc-99m, que é depois extraído (ordenhado) de um

"vaca moly" (ver gerador de tecnécio-99m). O Tc-99m decai ainda mais, enquanto está dentro do doente, libertando um fotão gama que é detectado pela câmara gama. O radioisótopo mais utilizado na PET, o F-18, não é produzido em nenhum reator nuclear, mas sim num acelerador circular chamado ciclotrão. O ciclotrão é utilizado para acelerar protões para bombardear o isótopo pesado e estável de oxigénio O-18. O O-18 constitui cerca de 0,20% do oxigénio normal (maioritariamente O-16), do qual é extraído. O F-18 é então normalmente utilizado para produzir FDG. Um estudo típico de medicina nuclear envolve a administração de um radionuclídeo no organismo por injeção intravenosa sob a forma de líquido ou agregado, ingestão combinada com alimentos, inalação sob a forma de gás ou aerossol ou, raramente, injeção de um radionuclídeo que tenha sido submetido a microencapsulamento. Alguns estudos requerem a marcação das células sanguíneas do próprio doente com um radionuclídeo (cintigrafia de leucócitos e cintigrafia de glóbulos vermelhos). A maioria dos radionuclídeos de diagnóstico emite raios gama, enquanto as propriedades de danificação celular das partículas beta são utilizadas em aplicações terapêuticas. Os radionuclídeos refinados para utilização em medicina nuclear são derivados de processos de cisão ou fusão em reactores nucleares, que produzem radionuclídeos com semividas mais longas, ou ciclotrões, que produzem radionuclídeos com semividas mais curtas, ou tiram partido de processos de decaimento natural em geradores dedicados, ou seja, molibdénio/tecnécio ou estrôncio/rubídio.

Os radionuclídeos intravenosos mais frequentemente utilizados são:

1-   Tecnécio-99m

2-   Iodo-123 e 131

3-   Tálio-201

4- Gálio-67

5-   Florina-18 (FDG)

6-   Leucócitos marcados com índio-111

**Os radionuclídeos gasosos/aerossóis mais comummente utilizados são:**

1- Xénon-133

2- Krypton-81m

3- Technetium-99m Technegas um radioaerossol inventado na Austrália pelo Dr. Bill Burch e pelo Dr. Richard Fawdry

4-Tecnécio-99m DTPA

II.IX Dose de radiação

Um doente submetido a um procedimento de medicina nuclear receberá uma dose de radiação. De acordo com as actuais orientações internacionais, parte-se do princípio de que qualquer dose de radiação, por mais pequena que seja, apresenta um risco. As doses de radiação administradas a um doente numa investigação de medicina nuclear, embora não comprovadas, são geralmente aceites como apresentando um risco muito pequeno de indução de cancro. Neste aspeto, é semelhante ao risco das investigações por raios X, exceto que a dose é administrada internamente e não a partir de uma fonte externa, como uma máquina de raios X, e as quantidades de dosagem são normalmente muito mais elevadas do que as dos raios X. A dose de radiação de uma investigação em medicina nuclear é expressa como uma dose efectiva com unidades de sieverts (normalmente indicada em milisieverts, mSv). A dose efectiva resultante de uma investigação é influenciada pela quantidade de radioatividade administrada em megabecquerels (MBq), pelas propriedades físicas dos radiofármacos utilizados, pela sua distribuição no organismo e pela sua taxa de eliminação do organismo. As doses efectivas podem variar entre 6 µSv (0,006 mSv) para uma medição da taxa de filtração glomerular com 3 MBq de crómio-51 EDTA e 37 mSv (37 000 µSv) para um procedimento de imagiologia tumoral inespecífica com 150 MBq de tálio-201. A cintigrafia óssea comum com 600 MBq de tecnécio-99m-MDP tem uma dose efectiva de aproximadamente 3,5 mSv (3.500 µSv). Antigamente, as unidades de medida eram o curie (Ci), sendo 3,7E10 Bq, e também 1,0 g de rádio-226; o rad (dose absorvida de radiação), agora substituído pelo gray; e o rem (homem equivalente a Rontgen), agora substituído pelos sieverts. O rad e o rem são essencialmente equivalentes para quase todos os procedimentos de medicina nuclear, e apenas a radiação alfa produzirá um valor Rem ou Sv mais elevado, devido à sua muito maior Eficácia Biológica Relativa (RBE). Atualmente, os emissores alfa são raramente utilizados em medicina nuclear, mas eram muito utilizados antes do advento dos radionuclídeos produzidos por reactores nucleares e aceleradores. Os conceitos envolvidos na exposição dos seres humanos às radiações são abrangidos pelo domínio da Física da Saúde; o desenvolvimento e a prática de técnicas de medicina nuclear seguras e eficazes é um dos principais objectivos da Física Médica.

II.X Imagiologia cerebral (Neuroimagem)

A neuroimagem ou imagiologia cerebral é a utilização de várias técnicas para obter imagens, direta ou indiretamente, da estrutura, função/farmacologia do sistema nervoso. Trata-se de uma disciplina relativamente nova no âmbito da medicina, da neurociência e da psicologia [36]. Os médicos especializados na realização e interpretação da neuroimagem no contexto clínico são os neurorradiologistas. A neuroimagem divide-se em duas grandes categorias:

a)   Imagiologia estrutural, que trata da estrutura do sistema nervoso e do diagnóstico de doenças intracranianas graves (em grande escala) (como tumores) e lesões.

b)   A imagiologia funcional, que é utilizada para diagnosticar doenças metabólicas e lesões numa escala mais precisa (como a doença de Alzheimer) e também para a investigação em psicologia neurológica e cognitiva e para a construção de interfaces cérebro-computador.

A imagiologia funcional permite, por exemplo, visualizar diretamente o processamento de informação por centros do cérebro. Esse processamento faz com que a área do cérebro envolvida aumente o metabolismo e se "ilumine" no exame. Uma das utilizações mais controversas da neuroimagem tem sido a investigação sobre a "identificação" ou leitura da mente. A imagiologia estrutural, que trata da estrutura do sistema nervoso e do diagnóstico de doenças intracranianas graves (em grande escala) (como tumores) e lesões. A imagiologia funcional, que é utilizada para diagnosticar doenças metabólicas e lesões numa escala mais fina (como a doença de Alzheimer) e também para a investigação em psicologia neurológica e cognitiva e para a construção de interfaces cérebro-computador. A imagiologia funcional permite, por exemplo, visualizar diretamente o processamento de informação por centros do cérebro. Este processamento faz com que a área do cérebro envolvida aumente o metabolismo e se "ilumine" no exame. Uma das utilizações mais controversas da neuroimagem tem sido a investigação sobre a "identificação do pensamento" ou leitura da mente. O primeiro capítulo da história da neuroimagem remonta ao neurocientista italiano Angelo Mosso, que inventou a "balança de circulação humana", capaz de medir de forma não invasiva a redistribuição do sangue durante a atividade emocional e intelectual [37]. No entanto, apesar de ter sido brevemente mencionada por William James em 1890, os pormenores e o funcionamento preciso desta balança e a experiência que Mosso realizou com ela permaneceram em grande parte desconhecidos até à recente descoberta do instrumento original, bem como dos relatórios de Mosso por

Stefano Sandrone e colegas [38] Em 1918, o neurocirurgião americano Walter Dandy introduziu a técnica da ventriculografia. As imagens radiográficas do sistema ventricular do cérebro eram obtidas através da injeção de ar filtrado diretamente num ou em ambos os ventrículos laterais do cérebro. Dandy também observou que o ar introduzido no espaço subaracnoide através de uma punção lombar podia entrar nos ventrículos cerebrais e também demonstrar os compartimentos do líquido cefalorraquidiano à volta da base do cérebro e sobre a sua superfície. Esta técnica foi denominada pneumoencefalografia. Em 1927, Egas Moniz introduziu a angiografia cerebral, através da qual era possível visualizar com grande precisão os vasos sanguíneos normais e anormais dentro e à volta do cérebro. No início da década de 1970, Allan McLeod Cormack e Godfrey Newbold Hounsfield introduziram a tomografia axial computorizada (TAC), e imagens anatómicas cada vez mais detalhadas do cérebro tornaram-se disponíveis para fins de diagnóstico e investigação. Cormack e Hounsfield ganharam o Prémio Nobel da Fisiologia ou Medicina de 1979 pelo seu trabalho. Pouco depois da introdução da TAC no início da década de 1980, o desenvolvimento de radiologistas permitiu a tomografia computorizada por emissão de fotão único (SPECT) e a tomografia por emissão de positrões (PET) do cérebro. Mais ou menos em simultâneo, a imagiologia por ressonância magnética (MRI ou MR scanning) foi desenvolvida por investigadores como Peter Mansfield e Paul Lauterbur, que receberam o Prémio Nobel da Fisiologia ou Medicina em 2003. No início da década de 1980, a RM foi introduzida clinicamente e, durante a década de 1980, registou-se uma verdadeira explosão de aperfeiçoamentos técnicos e aplicações de diagnóstico por RM. Os cientistas rapidamente descobriram que as grandes alterações do fluxo sanguíneo medidas pela PET também podiam ser visualizadas pelo tipo correto de RM. Nasceu a ressonância magnética funcional (RMf) e, desde a década de 1990, a RMf passou a dominar o campo do mapeamento cerebral devido à sua baixa invasividade, falta de exposição à radiação e disponibilidade relativamente ampla. No início da década de 2000, o domínio da neuroimagem atingiu uma fase em que se tornaram viáveis aplicações práticas limitadas da imagiologia cerebral funcional. A principal área de aplicação é a das formas mais simples de interface cérebro-computador. A neuroimagem segue-se a um exame neurológico em que um médico encontrou motivos para investigar mais profundamente um doente que tem ou pode ter uma perturbação neurológica. Um dos problemas neurológicos mais comuns que uma pessoa pode ter é a síncope simples [39,40]. Nos casos de síncope simples em que a história do doente não sugere outros sintomas neurológicos, o diagnóstico inclui um exame neurológico, mas a imagiologia neurológica de rotina não está indicada porque a probabilidade de encontrar uma causa no sistema nervoso central é extremamente baixa e é pouco provável que o doente beneficie com o procedimento [41]. A neuroimagiologia não está indicada para os doentes com cefaleias estáveis que são diagnosticadas como enxaqueca [42]. Estudos indicam que a presença de enxaqueca não aumenta o risco de doença intracraniana [43]. Um diagnóstico de enxaqueca que constate a ausência de outros problemas, como o papiledema, não indicaria a necessidade de neuroimagem [44]. No decurso de um diagnóstico cuidadoso, o médico deve considerar se a cefaleia tem outra causa para além da enxaqueca e se poderá necessitar de neuroimagiologia [45-47]. Outra indicação para a neuroimagem é a cirurgia estereotáxica ou radiocirurgia guiada por TC, RMN e PET para o tratamento de tumores intracranianos, malformações arteriovenosas e outras condições passíveis de tratamento cirúrgico [48-52].

II.XI Técnicas de imagiologia cerebral

1- Tomografia axial computorizada

A tomografia computorizada (TC) ou *tomografia axial computorizada* (TAC) utiliza uma série de radiografias da cabeça tiradas de vários pontos diferentes

direcções. Normalmente utilizada para visualizar rapidamente lesões cerebrais, a tomografia computorizada utiliza um programa de computador que efectua um cálculo numérico integral (a transformada inversa de Radon) nas séries de raios X medidas para estimar a quantidade de um feixe de raios X que é absorvida num pequeno volume do cérebro. Normalmente, a informação é apresentada sob a forma de secções transversais do cérebro [53].

2- Imagiologia ótica difusa

A imagiologia ótica difusa (DOI) ou tomografia ótica difusa (DOT) é uma modalidade de imagiologia médica que utiliza luz infravermelha próxima para gerar imagens do corpo. A técnica mede a absorção ótica da hemoglobina e baseia-se no facto de o espetro de absorção da hemoglobina variar com o seu estado de oxigenação. A tomografia ótica difusa de alta densidade (HD-DOT) foi comparada diretamente com a fMRI utilizando a resposta à estimulação visual em indivíduos estudados com ambas as técnicas, com resultados semelhantes e tranquilizadores[12]. A HD-DOT foi também comparada com a fMRI em termos de tarefas de linguagem e de conetividade funcional em estado de repouso [54].

3-Sinal ótico relacionado com o evento

O sinal ótico relacionado com eventos (EROS) é uma técnica de rastreio do cérebro que utiliza luz infravermelha através de fibras ópticas para medir alterações nas propriedades ópticas de áreas activas do córtex cerebral. Enquanto técnicas como a imagiologia ótica difusa (DOT) e a espetroscopia de infravermelhos próximos (NIRS) medem a absorção ótica da hemoglobina, baseando-se assim no fluxo sanguíneo, a

EROS tira partido das propriedades de dispersão dos próprios neurónios, fornecendo assim uma medida muito mais direta da atividade celular. O EROS consegue localizar a atividade no cérebro com uma precisão de milímetros (espacialmente) e de milissegundos (temporalmente). A sua maior desvantagem é a incapacidade de detetar atividade a mais de alguns centímetros de profundidade. O EROS é uma técnica nova, relativamente barata, que não é invasiva para o sujeito do teste. Foi desenvolvida na Universidade de Illinois em Urbana-Champaign, onde é atualmente utilizada no Laboratório de Neuroimagem Cognitiva da Dra. Gabriele Gratton e da Dra. Monica Fabiani.

4-Ressonância magnética

A ressonância magnética (MRI) utiliza campos magnéticos e ondas de rádio para produzir imagens bidimensionais ou tridimensionais de alta qualidade das estruturas cerebrais, sem utilizar radiação ionizante (raios X) ou marcadores radioactivos.

5-Ressonância magnética funcional

A ressonância magnética funcional (fMRI) e a marcação do spin arterial (ASL) baseiam-se nas propriedades paramagnéticas da hemoglobina oxigenada e desoxigenada para obter imagens das alterações do fluxo sanguíneo no cérebro associadas à atividade neural. Isto permite gerar imagens que reflectem quais as estruturas cerebrais que são activadas (e como) durante a realização de diferentes tarefas ou em estado de repouso. De acordo com a hipótese da oxigenação, as alterações do consumo de oxigénio no fluxo sanguíneo cerebral regional durante a atividade cognitiva ou comportamental podem ser associadas aos neurónios regionais como estando diretamente relacionadas com as tarefas cognitivas ou comportamentais em curso. A maioria dos scanners de fMRI permite que sejam apresentadas aos sujeitos diferentes imagens visuais, sons e estímulos tácteis, e que estes realizem diferentes acções, como premir um botão ou mover um joystick. Consequentemente, a fMRI pode ser utilizada para revelar estruturas e processos cerebrais associados à perceção, ao pensamento e à ação. A resolução da fMRI é atualmente de cerca de 2-3 milímetros, limitada pela dispersão espacial da resposta hemodinâmica à atividade neural.

Substituiu largamente a PET no estudo dos padrões de ativação cerebral. No entanto, a PET mantém a vantagem significativa de poder identificar receptores cerebrais específicos (ou transportadores) associados a determinados neurotransmissores, graças à sua capacidade de obter imagens de "ligandos" de receptores radiomarcados (os ligandos de receptores são quaisquer substâncias químicas que se ligam aos receptores). Para além da investigação em indivíduos saudáveis, a fMRI é cada vez mais utilizada para o diagnóstico médico de doenças. Uma vez que a RMf é extremamente sensível à utilização do oxigénio no fluxo sanguíneo, é extremamente sensível a alterações precoces no cérebro resultantes de isquemia (fluxo sanguíneo anormalmente baixo), como as alterações que se seguem ao AVC. O diagnóstico precoce de certos tipos de AVC é cada vez mais importante em neurologia, uma vez que as substâncias que dissolvem os coágulos sanguíneos podem ser utilizadas nas primeiras horas após a ocorrência de certos tipos de AVC, mas são perigosas para utilização posteriormente. As alterações cerebrais observadas na fMRI podem ajudar a tomar a decisão de tratar com estes agentes. Com uma precisão entre 72% e 90%, quando o acaso atingiria 0,8% [55], as técnicas de fMRI podem decidir qual de um conjunto de imagens conhecidas o sujeito está a ver [56].

6-Magnetoencefalografia

A magnetoencefalografia (MEG) é uma técnica de imagiologia utilizada para medir os campos magnéticos produzidos pela atividade eléctrica no cérebro através de dispositivos extremamente sensíveis, como os dispositivos supercondutores de interferência quântica (SQUID). A MEG oferece uma medição muito direta da atividade eléctrica neural (em comparação com a fMRI, por exemplo) com uma resolução temporal muito elevada, mas com uma resolução espacial relativamente baixa. A vantagem de medir os campos magnéticos produzidos pela atividade neural é que estes são provavelmente menos distorcidos pelos tecidos circundantes (em particular o crânio e o couro cabeludo) em comparação com os campos eléctricos medidos por eletroencefalografia (EEG). Especificamente, pode ser demonstrado que os campos magnéticos produzidos pela atividade eléctrica não são afectados pelo tecido circundante da cabeça, quando esta é modelada como um conjunto de conchas esféricas concêntricas, sendo cada uma delas um condutor homogéneo isotrópico. As cabeças reais não são esféricas e têm condutividades amplamente anisotrópicas (particularmente a substância branca e o crânio). Enquanto a anisotropia do crânio tem um efeito negligenciável no MEG (ao contrário do EEG), a anisotropia da substância branca afecta fortemente as medições do MEG para fontes radiais e profundas. No entanto, é de notar que o crânio foi assumido como sendo uniformemente anisotrópico neste estudo, o que não é verdade para uma cabeça real: as espessuras absolutas e relativas das camadas diploides e tabulares variam entre e dentro dos ossos do crânio. Isto torna provável que a MEG também seja afetada pela anisotropia do crânio [57], embora provavelmente não no mesmo grau que o EEG. Existem muitas utilizações para a MEG, incluindo a assistência a cirurgiões na localização de uma patologia, a assistência a investigadores na determinação da função de várias partes do cérebro, o neurofeedback, entre outras.

7-Tomografia por emissão de positrões

A tomografia por emissão de positrões (PET) , Figura 2, mede as emissões de substâncias químicas metabolicamente activas marcadas radioactivamente que foram injectadas na corrente sanguínea. Os dados das emissões são processados por computador para produzir imagens bidimensionais ou tridimensionais da distribuição dos produtos químicos no cérebro [58]. Os radioisótopos emissores de positrões utilizados são produzidos por um ciclotrão, e os produtos químicos são marcados com estes átomos radioactivos. O composto marcado, chamado radiotraçador, é injetado na corrente sanguínea e acaba por chegar ao cérebro. Os sensores do aparelho de PET detectam a radioatividade à medida que o composto se acumula em várias regiões do cérebro. Um computador utiliza os dados recolhidos pelos sensores para criar imagens bidimensionais ou tridimensionais multicoloridas que mostram onde o composto actua no cérebro. Especialmente útil é uma vasta gama de ligandos utilizados para mapear diferentes aspectos da atividade dos neurotransmissores, sendo o marcador PET mais utilizado, de longe, uma forma marcada de glicose (ver Fludeoxiglicose (^{18} F)) . A maior vantagem da PET é que diferentes compostos podem mostrar o fluxo sanguíneo e o metabolismo do oxigénio e da glicose nos tecidos do cérebro em funcionamento. Estas medições reflectem a quantidade de atividade cerebral nas várias regiões do cérebro e permitem aprender mais sobre o seu funcionamento. Quando começaram a estar disponíveis, os exames PET eram superiores a todos os outros métodos de imagiologia metabólica em termos de resolução e de rapidez de realização (apenas 30 segundos). A resolução melhorada permitiu estudar melhor a área do cérebro activada por uma determinada tarefa. A maior desvantagem da PET é que, devido ao facto de a radioatividade se degradar rapidamente, está limitada à monitorização de tarefas curtas [39]. Antes do aparecimento da tecnologia fMRI, a PET era o método preferido de imagiologia cerebral funcional (por oposição à estrutural) e continua a dar grandes contributos para a neurociência. A PET também é utilizada para o diagnóstico de doenças cerebrais, sobretudo porque os tumores cerebrais, os acidentes vasculares cerebrais e as doenças que danificam os neurónios e causam demência (como a doença de Alzheimer) provocam grandes alterações no metabolismo cerebral, o que, por sua vez, provoca alterações facilmente detectáveis nos exames PET. A PET é provavelmente mais útil nos casos iniciais de certas demências (sendo exemplos clássicos a doença de Alzheimer e a doença de Pick), em que os danos iniciais são demasiado difusos e fazem muito pouca diferença no volume cerebral e na estrutura grosseira para alterar suficientemente as imagens de TAC e de RMN para se poder diferenciá-los de forma fiável da gama "normal" de atrofia cortical que ocorre com o envelhecimento (em muitas pessoas, mas não em todas) e que não causa demência clínica.

8-Tomografia computorizada de emissão de fotões simples

A tomografia por emissão de fotão único (SPECT) é semelhante à PET e utiliza radioisótopos emissores de raios gama e uma câmara gama, Figura 3, para registar dados que um computador utiliza para construir imagens bi ou tridimensionais de regiões cerebrais activas [40]. A SPECT baseia-se na injeção de um marcador radioativo, ou "agente SPECT", que é rapidamente absorvido pelo cérebro mas não se redistribui. A absorção do agente SPECT é quase 100% completa em 30 a 60 segundos, reflectindo o fluxo sanguíneo cerebral (CBF) no momento da injeção. Estas propriedades da SPECT tornam-na particularmente adequada para a imagiologia da epilepsia, que é normalmente dificultada por problemas de movimento do doente e por tipos de crises variáveis. A SPECT fornece uma "imagem instantânea" do fluxo sanguíneo cerebral, uma vez que os exames podem ser adquiridos após o fim da crise (desde que o marcador radioativo tenha sido injetado no momento da crise). Uma limitação significativa da SPECT é a sua fraca resolução (cerca de 1 cm) em comparação com a da RM. Atualmente, são normalmente utilizadas máquinas SPECT com cabeças de deteção duplas, embora estejam disponíveis no mercado máquinas com cabeças de deteção triplas. A reconstrução tomográfica (utilizada principalmente para "instantâneos" funcionais do cérebro) requer projecções múltiplas a partir de cabeças de deteção que rodam em torno do crânio humano, pelo que alguns investigadores desenvolveram máquinas SPECT com 6 e 11 cabeças de deteção para reduzir o tempo de aquisição de imagens e proporcionar uma resolução mais elevada [38-41]. Tal como a PET, a SPECT também pode ser utilizada para diferenciar diferentes tipos de processos patológicos que produzem demência, sendo cada vez mais utilizada para este fim. A Neuro-PET tem a desvantagem de exigir a utilização de marcadores com semi-vida de, no máximo, 110 minutos, como o FDG. Estes devem ser fabricados num ciclotrão e são dispendiosos ou mesmo indisponíveis se os tempos de transporte necessários forem prolongados mais do que algumas meias-vidas. Em contrapartida, a SPECT pode utilizar marcadores com semi-vidas muito mais longas, como o tecnécio-99m, e, por conseguinte, está muito mais amplamente disponível.

9- Ecografia craniana

A ecografia craniana é normalmente utilizada apenas em bebés, cujas fontanelas abertas proporcionam janelas acústicas que permitem a obtenção de imagens de ultra-sons do cérebro. As vantagens incluem a ausência de radiações ionizantes e a possibilidade de realizar exames à cabeceira, mas a falta de pormenor dos tecidos moles significa que a RM pode ser preferida em algumas situações.

II.XII Comparação dos tipos de imagiologia

A ressonância magnética (MRI) depende da atividade magnética no cérebro e não utiliza raios X, pelo que é considerada mais segura do que as técnicas de imagiologia que utilizam raios X. A SPECT utiliza raios gama, que são carateristicamente mais seguros do que outros sistemas de imagiologia que utilizam raios alfa ou beta. Tanto a PET como a SPECT requerem a injeção de materiais radioactivos, mas as semi-vidas dos isótopos utilizados na SPECT podem ser mais facilmente geridas.

II.XIII Críticas e advertências

Alguns cientistas criticaram as alegações baseadas em imagens do cérebro feitas em revistas científicas e na imprensa popular, como a descoberta da "parte do cérebro responsável" por funções como talentos, memórias específicas ou a geração de emoções como o amor. Muitas técnicas de mapeamento têm uma resolução relativamente baixa, incluindo centenas de milhares de neurónios num único voxel. Muitas funções também envolvem várias partes do cérebro, o que significa que este tipo de afirmação é provavelmente não verificável com o equipamento utilizado e, em geral, baseia-se num pressuposto incorreto sobre a forma como as funções cerebrais estão divididas. É possível que a maior parte das funções cerebrais só seja descrita corretamente depois de ser medida com medições muito mais refinadas, que não olham para grandes regiões, mas sim para um grande número de minúsculos circuitos cerebrais individuais. Muitos destes estudos têm também problemas técnicos, como a dimensão reduzida da amostra ou a má calibração do equipamento, o que significa que não podem ser reproduzidos - considerações que são por vezes ignoradas para produzir um artigo sensacionalista num jornal ou um título de notícia. Nalguns casos, as técnicas de mapeamento cerebral são utilizadas para fins comerciais, deteção de mentiras ou diagnóstico médico de formas que não foram cientificamente validadas [42].

Capítulo I

II Introdução

A procura de um radiofármaco SPECT cerebral ideal é complicada e compete com outras modalidades de imagiologia, como a TC dinâmica e a RMN. O agente ideal deve estar disponível comercialmente, ser fácil de rotular, possuir estabilidade *in vivo* e *in vitro* e ter uma entrada arterial curta para facilitar os estudos de intervenção (estimulação). Esse agente deve atingir rapidamente um estado estacionário no cérebro e ser capaz de penetrar na BHE intacta, independentemente da partição entre as células sanguíneas e a proteína plasmática. Um radiofármaco útil para a imagiologia SPECT do cérebro deve ter uma elevada captação cerebral e um longo tempo de permanência no cérebro sem redistribuição durante a imagiologia. Um agente ideal deve também refletir a distribuição regional, que é linear em relação ao fluxo sanguíneo cerebral numa vasta gama, e permanecer fixo no cérebro com um padrão constante para permitir a imagiologia SPECT com um mínimo de atividade cerebral adicional. Os agentes neutros e lipofílicos podem atravessar a BHE por difusão ou transporte ativo, dependendo do tamanho molecular e da configuração estrutural. O desenvolvimento de radiofármacos para a imagiologia cerebral funcional progrediu rapidamente nos últimos anos. Os radiofármacos atualmente utilizados para a imagiologia cerebral incluem ^{99m}Tc-d,l- Hexametilpropileno amina oxima (^{99m}Tc-HMPAO, Figura 4), ^{99m}Tc-l, l- dímero de etilcisteinato (^{99m}Tc-ECD, Figura 5) e [^{123}I]-iso propil iodoanfatamina (^{123}I-IMP, Figura 6). Verificou-se que o ^{99m}Tc-HMPAO tem uma extração cerebral de 2,25 % da radioatividade total injectada. No entanto, a decomposição química do ^{99m}Tc-HMPAO começa pouco depois da sua preparação, pelo que o tempo disponível entre a reconstituição do kit e a injeção é limitado a 30 minutos. A sua retenção no cérebro limita-se às reacções enzimáticas com o glutatião, que são muito frequentes.

Além disso, o ^{99m}Tc-HMPAO subestima as áreas de alto fluxo em adultos. Em 1989, foi demonstrado que o ^{99m}Tc-ECD atravessa a BHE intacto e é retido no cérebro, tendo a vantagem de demonstrar a ausência ou presença de perfusão do parênquima cerebral, com retenção significativa apenas em espécies elevadas. A retenção cerebral do^{99m}Tc-ECD é causada pela hidrólise do éster dietílico em éster monoetílico por uma enzima no cérebro. O complexo de^{99m}Tc-ECD é estável *in vitro* e tem uma absorção cerebral de 4,7%. Mas a imagem SPECT pode não refletir com precisão o CBF regional a um caudal elevado. A captação cerebral de^{123}I-IMP é limitada a 1,14% da dose injectada. Recentemente, foram efectuadas várias comparações entre agentes de imagiologia de perfusão cerebral para SPECT. Mas a conclusão geral continua a ser que todos os radiofármacos atualmente disponíveis, incluindo^{99m}Tc-HMPAO,^{99m}Tc-ECD e^{123}I-IMP, estão longe de ser ideais. Continua a procura de um marcador cerebral ideal de perfusão e viabilidade como primeiro passo fiável para a imagiologia cerebral funcional. Embora a tarefa de encontrar o agente ideal seja difícil, o desafio vale a pena. ^{99m}O 1-(4-metilpiperidina-1-il)-ditiofórmio de tc-potássio e a^{125}I {3-[5-iodo-1-(4-fluorofenil)-1, 3-dihidroisobenzofuran-1-il]-propil} dimetilamina foram estudados como agentes de imagiologia cerebral com uma captação cerebral máxima de 3,40±0,24 e 0,34 %, respetivamente. Além disso, nos últimos anos, foram estudados muitos compostos para utilização na imagiologia cerebral, como a fluoxetina, a sibutramina, a risperidona, a lamotrigina e o roprenirol, que foram marcados com^{125}I e^{99m}Tc, respetivamente.

11.1 Via intravenosa (IV):

A via intravenosa (IV) é utilizada em muitos casos em que o sangue não é necessariamente o alvo, uma vez que o sistema circulatório tem acesso a quase todos os tecidos do corpo. No entanto, um grande número de fármacos terapêuticos tem um acesso limitado ou nulo ao SNC após a administração intravenosa devido à presença da BHE, que é virtualmente impermeável à difusão passiva de todas as substâncias, exceto pequenas substâncias lipofílicas. Está bem estabelecido que a BHE é uma barreira membranosa que separa o cérebro do sangue circulante. A segunda barreira que uma molécula de fármaco administrada por via sistémica encontra antes de entrar no SNC é a barreira sangue-líquido cefalorraquidiano (BCB). A maior parte dos agentes terapêuticos foi abandonada porque os níveis suficientes de fármaco no cérebro não foram atingidos pelos fármacos através da circulação sistémica. Os fármacos macromoleculares, como os péptidos e as proteínas, denominados "biológicos", são demasiado grandes e demasiado hidrofílicos para penetrarem na BHE a partir da circulação sistémica. Além disso, a injeção intravenosa pode apresentar algumas desvantagens, tais como a necessidade de encontrar uma veia adequada e a possibilidade de se verificarem danos nos tecidos no local da injeção. Além disso, pode ser tóxica devido à resposta rápida; a toxicidade geral do organismo pode ser um problema com a administração rápida de medicamentos. Para os fármacos em que isto constitui um problema particular, a dose deve ser administrada como uma infusão, monitorizando a toxicidade. É necessário pessoal treinado para administrar injecções intravenosas. A irritação, a celulite e o perigo de infeção são também desvantagens da via intravenosa.

11.2 Via intranasal (IN):

Nas últimas décadas, a via intranasal (IN) tem merecido muita atenção por parte de muitos investigadores de todo o mundo no que respeita à administração de terapêuticas ao cérebro para o SNC e doenças relacionadas. A via olfactiva desvia a BHE e proporciona o caminho mais curto entre as cavidades nasais e o cérebro, conduzindo a uma ação imediata. O BBB pode fornecer um acesso fácil às poucas moléculas lipofílicas (MW≤500 Da), mas na maioria dos casos, restringe o influxo de até mesmo lipofílico (MW≥500 Da) e a maioria das moléculas hidrofílicas após administração oral, transdérmica e IV. Com base em trabalhos de investigação, surgiu a hipótese da via olfactiva e trigeminal, que suporta a administração do nariz ao cérebro. A anatomia única da região olfactiva, como a grande área de superfície, a membrana endotelial porosa, a vascularização profunda, a ausência de BHE e a via mais curta, tornam a administração do nariz uma via altamente única para a administração ao cérebro com um mínimo de efeitos secundários sistémicos relacionados com o fármaco. Até à data, foi relatado muito trabalho para o direcionamento para o cérebro utilizando a via intanasal. Alguns deles incluem o fator de crescimento dos nervos, o mercúrio inorgânico, **a** di-hidroergotamina, a taurina, os ácidos carboxílicos, **a** 20,30-dide-hidro-

30-desoxitimidina e muitos péptidos de elevado peso molecular ensacados na administração intranasal de fármacos (INDD). que demonstraram que a progesterona (M. Wt≤ 314,46 Da) obteve uma distribuição mais elevada no LCR do que no sangue após administração intranasal. Da mesma forma, provaram que a solubilidade lipídica de pequenas moléculas é diretamente proporcional à absorção do nariz para o cérebro. Tanto o nervo olfativo como o trigémeo inervam a cavidade nasal, proporcionando uma ligação direta com o cérebro. As moléculas terapêuticas administradas por via intranasal obtêm acesso direto ao cérebro através da derivação da BHE é uma hipótese amplamente aceite. No entanto, a seleção dos sistemas INDD não é um alvo fácil devido às enzimas metabolizadoras nasais e à depuração mucociliar. Várias enzimas metabolizadoras presentes na cavidade nasal, como as isoformas da enzima citocromo P-450, carboxil esterases e glutationa S-transferases, podem desempenhar um papel inibitório para os sistemas INDD. Da mesma forma, o epitélio nasal, que é coberto por uma camada de muco (pH 5,5-6,5), pode aprisionar partículas e é eliminado da cavidade nasal pelo movimento ciliar (tempo de eliminação ≤ 20 min). Assim, o objetivo deste trabalho é rotular os radiofármacos activos para o SNC escolhidos, otimizar a sua radiomarcação e utilizá-los por via intranasal para imagiologia cerebral. Isto foi feito com o objetivo de obter uma concentração cerebral elevada com menos quantidades de radiofármacos. Os fármacos escolhidos e a sua marcação serão apresentados no capítulo I e a biodistribuição *in vivo* após a administração IN será comparada com a injeção IV no capítulo II.

<u>II.3 Otimização de diferentes medicamentos radiofarmacêuticos utilizados na imagiologia cerebral.</u> **Complexos de [^{99m} Tc]**: [^{99m} Tc]piracetam, [^{99m} Tc]histamina,[^{99m} Tc]ropinirole, [^{99m} Tc] (Sn)oxiracetam, [^{99m} Tc] bioquin-HMPAO [^{99m} Tc] BH, [^{99m} Tc] (Na S O$_{224}$)oxiracetam.

Complexos de [^{99m} Tc]nitridio: [^{99m} Tc]N (BDTC)$_2$([^{99m} Tc] nitrdo- bis-(N-butil-ditiocarbamato) , [^{99m} Tc]N(PDTC)$_2$ ([^{99m} Tc] nitrdo-bis(N-propil-ditiocarbamato), [^{99m} Tc]N(EOEDTC)$_2$ ([^{99m} Tc] nitrdo-bis(2-etoxietil ditiocarbamato), [^{99m} Tc]N-piracetam, e [^{99m} Tc]N-histamina foram utilizados para imagiologia cerebral.

$[^{99m}$ Tc $(CO)_3(H_2O)_3]^+$: $[^{99m}$ Tc] (CO)**3-DEDT**, ^{99m} Tc(CO)**3-5HTIDA**, $[^{99m}$ Tc](CO)3-OH-PP-CS2, e $[^{99m}$ Tc](CO)3 oxiracetam

Além disso, os complexos de tricarbonilo radioiodotraçadores: $[\ _I{}^{23}$ I]IMP ,$[^{125}$ I] sibutramina , e $[^{125}$ I] iodofluoxetina

Em comparação com os dois principais radiotraçadores comercialmente disponíveis: $[^{99m}$ Tc]ECD ($[^{99m}$ Tc] etileno dicisteína diéster) e $[^{99m}$ Tc]HMPAO ($[^{99m}$ Tc] hexametilpropileno amina oxima) [58-73].

II.4 EXPERIMENTAL

II.4 Materiais e equipamentos

$[^{99m}$ Tc]piracetam, $[^{99m}$ Tc]histamina, $[^{99m}$ Tc]ropinirole, $[^{99m}$ Tc] (Sn)oxiracetam, $[^{99m}$ Tc] bioquin-HMPAO $[^{99m}$ Tc] BH, $[^{99m}$ Tc] (Na2S2O4)oxiracetam, $[^{99m}$ Tc]N (BDTC)2($[^{99m}$ Tc] nitrdo- bis-(N-butil-ditiocarbamato) , $[^{99m}$ Tc]N(PDTC)2 ($[^{99m}$ Tc] nitrdo-bis(N-propil-ditiocarbamato), $[^{99m}$ Tc]N(EOEDTC)2 ($[^{99m}$ Tc] nitrdo-bis(2-etoxietil ditiocarbamato), $[^{99m}$ Tc]N-piracetam, e $[^{99m}$ Tc]N-histamina, $[^{99m}$ Tc] (CO)**3-DEDT**, ^{99m} Tc(CO)**3-5HTIDA**, $[^{99m}$ Tc](CO)3-OH-PP-CS2, $[^{99m}$ Tc](CO)3 oxiracetam, $[^{125}$ I] sibutramina , $[^{I23}$ I]IMP e $[^{125}$ I] iodofluoxetina, que foram adquiridos à Sigma-Aldrich, Alemanha; Todos os outros produtos químicos foram adquiridos à Merck, Alemanha. Para a medição da radioatividade dos raios γ, foi utilizado um contador de cintilação de raios γ NaI (Tl) (modelo Scaler Ratemeter SR7, Inglaterra). A S. typhimurium (ATCC 14028) foi obtida da Sigma-Aldrich, Alemanha, e foi utilizada para induzir a enterocolite microbiana. A água utilizada é purgada com azoto gasoso para obter água desoxigenada bidestilada para a preparação de soluções, diluições e lavagens. Os espectros de massa foram registados num espetrómetro de massa Shimadzu GCMS-QP1000 EX a 70eV. Para o estudo[1] HNMR, as amostras não radioactivas foram analisadas utilizando um espetrómetro Varian Mercury VXR-350 MHz e os desvios químicos foram medidos como δ (ppm) em campo descendente a partir do tetrametilsilano (TMS) como padrão interno. As análises elementares foram efectuadas no instrumento ELEMENTAR viro EL, Alemanha, no Centro Microanalítico, Centro Nacional de Investigação (Cairo, Egipto). Aparelho de eletroforese: EC 3000P- série 90 programável (E-C Apparatus Corporation) fonte de alimentação (300V) e unidade de câmara. Cromatografia líquida de alta eficiência (Shimadzu HPLC) com detetor de espetrofotómetro de UV SpD-6A, coluna de fase reversa Waters Symmetry C18 (RP-18) (250 x 4,6 mm, 10µL), Lischrosorb, Merck, com bomba LC-9A, Shimadzu, cromatopac C-R4A, controlador de pressão Dgu 2A e coletor de fracções-LKB, Bromma e detectado no detetor de espetrofotómetro de UV (SPD-6A) ajustado a 220-280 nm. As fracções de um volume de 0,5-1,0 mL foram recolhidas separadamente até um volume de 15-20 mL e contadas com um contador de cintilação de raios γ. O Na^{125} I (185 MBq/50 µL) sem adição de portador (NCA), diluído em NaOH 0,04M, pH 9-11, foi adquirido no Instituto de Isótopos, Budapeste, Hungria. As folhas de alumínio (20 × 25 cm) para cromatografia em camada fina (TLC) SG-60 F_{254} foram fornecidas pela Merck. Papel Whatman número (PC) 1, Whatman International Ltd, Maidstone, Kent, Reino Unido. Todos os produtos químicos eram de qualidade analítica ou clínica e foram utilizados diretamente sem purificação adicional, salvo indicação em contrário.

11.4.1 Metodologia

11.4.1.1 Rotulagem com iodo

O volume da mistura de reação foi fixado em ~ 500-700 µL. A um balão de fundo redondo de dois tubos (25 ml), equipado com um condensador de refluxo e um septo de borracha, imerso num banho de água controlado termostaticamente, adicionou-se [^{131} I ,^{123} I ou^{125} I] NaI (7,5 MBq em NaOH a 0,1%) e evaporou-se até à secura. Adicionaram-se ao balão de reação (25-250) µg de Ch-T ou N-bromosuccinamida, pesadas com precisão, seguidas do substrato (50-5000µg). A mistura de reação foi agitada com um agitador magnético à temperatura ambiente durante 15-30 min. Em seguida, foram adicionados 180-300 µg de metabissulfito de sódio (60mg/ml H_2 O) para decompor o excesso de iodo, a fim de parar a reação. Os compostos marcados foram purificados por HPLC. Utilizando uma fase móvel adequada, como hidrogenofosfato dissódico (0,02 mol/L), acetonitrilo, metanol e trietilamina (80:10:10:0,05 v/v/v/v/v) ou etanol : clorofórmio (9:1) ou outros.

11.4.1.2 <u>Marcação com Tc^{99m}</u>

Dissolveram-se 100 µg a 10 mg de diferentes ligandos, pesados com exatidão, em solvente adequado, como água ou etanol, e transferiram-se para um frasco de penicilina evacuado. Adicionou-se exatamente 50-250 µg de solução de $SnCl_2$.$2H_2$ O e ajustou-se o pH da mistura para 2-12 utilizando NaOH ou HCl 0,1N, depois ajustou-se o volume da mistura para um ml com água bidestilada purgada com N2. Adicionou-se à mistura acima um ml de^{99m} TcO4$^-$ (200-400 MBq) recentemente eluído. A mistura reacional foi vigorosamente agitada e deixada a reagir à temperatura ambiente durante um período de tempo suficiente para completar a reação.

11.4.1.3 *Imagens de câmara gama.*

O perfil de distribuição corporal em ratos foi registado na câmara gama com um colimador pinhole de 5 mm, ajuste de janela de 190 KeV e 20% de largura para estudos de imagem gama. Após a administração intravenosa de compostos radiomarcados (dose óptima injectada em 0,5 ml de tampão fosfato (pH 2-12), atividade: 0,2 mCi), o animal foi anestesiado por injeção intramuscular de xilazina (10,0 mg/kg) e 0,5 ml de cloridrato de cetamina (100,0 mg/kg) durante 5 minutos antes da obtenção de imagens. As doses foram administradas de acordo com o Programa de Ciências de Animais de Laboratório do NCI Fredric Center for Cancer Research, e acredita-se que este agente anestésico tenha um efeito negligenciável tanto na pressão sanguínea como na biodistribuição das amostras radiomarcadas. Os animais foram fixados prontamente numa placa na posição anterior posterior e as imagens foram obtidas em diferentes intervalos de tempo utilizando uma câmara gama. As imagens foram obtidas nas duas posições, anterior e posterior. As imagens da câmara gama foram obtidas em diferentes momentos após a injeção. As imagens estáticas foram armazenadas numa matriz de 512x512 e o tempo de aquisição foi de 300s. A cintigrafia foi o exame de diagnóstico de Medicina Nuclear utilizado neste estudo, em que os radiotraçadores foram administrados por via intravenosa e a radiação gama emitida foi captada pela câmara gama (Philips axis gamma 2) para formar imagens bidimensionais.

11.4.1.4 **Biodistribuição e estudos em animais**

As experiências com animais foram aprovadas pelo Comité de Ética do Departamento de Compostos Rotulados, ratinhos albinos suíços (20-45 g). Foram utilizados grupos de ratinhos (5 ratinhos para cada grupo) injectados intravenosamente com 0,2 ml (3,6 MBq) dos radiotraçadores utilizados ajustados ao pH fisiológico através da veia da cauda para determinação quantitativa da distribuição dos órgãos (por ponto temporal) e sacrificados em vários momentos após a injeção nos diferentes momentos utilizados. Todos os órgãos foram separados e medidos por comparação com uma solução padrão do substrato marcado. Foram também recolhidas e medidas amostras frescas de sangue, ossos e músculos. Foi calculada a percentagem média da dose administrada/por grama ou da dose/por órgão. As proporções de sangue, osso e músculo foram consideradas como sendo de sete, dez e quarenta por cento do peso corporal total, respetivamente [74].

11.4.1.5 **Análise estatística**

Foram efectuadas correcções para a radiação de fundo e o decaimento durante as experiências. Os dados foram estimados com o teste ANOVA de uma via. Os resultados para P foram comunicados e todos os resultados foram apresentados como média ± DP. O nível de importância foi fixado em $P < 0,05$.

11.4.1.6 **Preparação da solução-mãe de SnCl2.2H2O**

Cento e noventa miligramas de cloreto de estanho (II) di-hidratado (cloreto estanoso di-hidratado) foram completamente dissolvidos em 0,5 ml de Conc. HCl (25%) por aquecimento numa placa quente e, em seguida, o volume foi completado para 10 ml com água. Cada ml contendo 19 mg de cloreto estanoso di-hidratado era equivalente a 10 mg de estanho (II). Por diluição, foram preparadas diferentes concentrações de SnCl2.2H2O (38 a 760 µg ml-1). Cada concentração foi lavada com azoto gasoso durante 15 minutos e mantida a -20°C até à sua utilização. Essas concentrações foram equivalentes a 20-400 µg/ml de estanho (II). A seleção da concentração ótima de Sn (II) foi feita examinando o efeito de cada concentração na eficácia da rotulagem. Quinhentos micro litros de cada concentração (de 10 a 200 µg) foram utilizados para preparar a mistura marcada.

11.4.2 Controlo de qualidade.

11.4.2.1 Rotulagem com iodo

A conversão radioquímica em iodoradiotraçadores foi determinada utilizando placas de sílica gel GF 254 com suporte de alumínio. Foi colocado um volume de 5 µL (3,20 MBq) de mistura de reação acima do bordo inferior, que se deixou evaporar. A placa foi revelada numa fase móvel suscetível de ser utilizada como metanol: clorofórmio (9:1 em volume). As tiras foram removidas, secas e cortadas em segmentos de um centímetro e testadas quanto à radioatividade utilizando o contador SR.7gamma. A conversão radioquímica foi ainda confirmada por eletroforese em papel (PE) utilizando papel Whatman n.º 1 (2 cm de largura e 47 cm de comprimento), tendo sido colocados 2-5 µl da mistura reacional a 12 cm do bordo do elétrodo negativo da folha de papel. A eletroforese foi efectuada durante 1,5-3 horas a uma tensão de 300 V, utilizando solução salina normal (solução de NaCl a 0,9% p/v) ou solução-tampão com pH 7,4 como electrólitos. Após a conclusão da revelação, o papel foi retirado, seco, cortado em tiras de 1 cm de largura e a tira contada num contador γ. A análise por cromatografia líquida de alta eficiência (HPLC) deu uma pureza de 99% para o fármaco radioiodado. Foram determinados os valores Rt do iodeto livre, do sustrato e do iodocomposto, respetivamente. As diferenças no R_t da nizatidina e da nizatidina radioiodada podem dever-se ao aumento da hidrofobicidade após a incorporação do iodo no anel aromático.

11.4.2.2 Marcação com tecnécio

A conversão radioquímica num complexo foi determinada utilizando placas de sílica gel GF254 com suporte de alumínio ou cromatografia ascendente em papel (PC). Colocou-se um volume de 2 µL (1,80 MBq, $TcO^{99m}{}_4{}^-$) de mistura de reação acima do bordo inferior, que se deixou evaporar. A placa foi revelada em acetona e uma mistura de etanol: água: hidróxido de amónio (2:5:1 v/v /v) como solventes de revelação. As tiras foram removidas, secas e cortadas em segmentos de 1 cm e testadas para radioatividade usando o contador gama SR.7. O rácio percentual de [$TcO^{99m}{}_4{}^-$] livre a Rf (0,7-1,0) para o coloide e o complexo a Rf (0,0-0,6) no caso da acetona, enquanto o rácio percentual do coloide a R_f (0,0-0,1) para [$TcO^{99m}_4{}^-$] e o complexo a Rf (0,2-1,0) no caso das misturas. Uma vez terminada a revelação, o papel foi retirado, seco, cortado em tiras de 1 cm de largura e a tira contada num contador γ. A análise por cromatografia líquida de alta eficiência (HPLC) deu uma pureza para o complexo >99% por injeção direta de 20 μL da mistura de reação. Foram avaliados os valores R_t do^{99m} TcO4$^-$ livre, do complexo e dos diferentes substratos, respetivamente.

11.4.2.3 Radiossíntese do precursor^{99m} Tc-tricarbonilo

O precursor de [^{99m} Tc]tricarbonilo, fac-[^{99m} Tc $(CO)_3(H_2O)_3)$]$^+$, foi preparado adicionando 1 ml de [^{99m} Tc]pertecnetato [^{99m} TcO4$^-$] (750-3500 MBq) a uma solução contendo 4,5 mg de boranocarbonato de sódio, 7,15 mg de Na2CO3, 8,5 mg de tartarato de sódio e 2,85 mg de tetraborato de sódio num frasco para injectáveis de penicilina. Num banho de água a ferver, a solução foi aquecida durante 30 minutos, depois arrefecida e levada a pH 10-11. O rendimento da radiossíntese e a estabilidade do precursor [^{99m} Tc]tricarbonilo foram determinados após filtração com Millipore de 0,22 lm por RP-HPLC mencionado. A HPLC funcionou com um caudal de 0,6 ml/min, sendo o Rt = 4,7 min para o [^{99m} Tc]tricarbonilo e o Rt = 11,65 min para o [^{99m} Tc]pertecnetato livre, Figura 7. O precursor [^{99m} Tc]tricarbonilo foi preparado com sucesso com um elevado rendimento radioquímico (96%) [75-78]

11.4.2.4 Preparação de ditiocarbamato de histamina, [^{99m} Tc=N]$^{2+}$ core e [^{99m} Tc]N-histamina, como exemplo de complexos de nitrido

A preparação do ditiocarbamato de histamina (ver figura 9) foi efectuada pela adição de uma solução de dissulfureto de carbono (0,5 mL) em etanol (1: 4 v/v). Em seguida, uma solução pré-arrefecida de histamina (5 mg, 45 μmol) é adicionada a amoníaco aquoso (2 mL) a 0°C sob agitação constante. Depois disso, a mistura de reação resultante é agitada magneticamente durante a noite a 37±0,1^0 C. Após a conclusão da reação, o ditiocarbamato em bruto foi obtido por evaporação da solução sob vácuo. O ditiocarbamato de histamina foi recristalizado a partir de etanol/éter dietílico. O produto puro, assim obtido, foi caracterizado por espetrometria de massa e análise elementar com um rendimento de 55% e ponto de fusão (85-87°C). Este núcleo, [^{99m}Tc≡N]$^{2+}$ foi sintetizado adicionando exatamente 50 µL de cloreto estanoso di-hidratado (0,05 mg) em ácido clorídrico aquoso (0.1N), 5 mg de di-hidrazida succínica e 5 mg de ácido 1,2-diaminopropano N,N,N',N'-tetraacético, adicionando-se di-hidrogenofosfato de sódio (0,5 mg) e hidrogenofosfato dissódico (5,8 mg). Assim, a mistura produzida foi conservada a 37±0,1^0 C após a adição de um mL de ião pertecnetato, Na TcO$^{99m}_4^-$ (~37 MBq, 1 mCi), durante 30 minutos de tempo de reação. O intermediário^{99m} Tc-nitrido assim preparado foi caracterizado por TLC e HPLC. O complexo do núcleo de [^{99m} Tc]N-histamina foi preparado adicionando 0,5 ml de solução do núcleo de nitreto recentemente preparado com 2 mg (0,011 mol) do ditiocarbamato de histamina dissolvido em etanol (0,5 ml). A solução resultante foi completamente agitada em vórtice e subsequentemente incubada a 37 ±0,1^0 C a pH 7 (tampão fosfato) e 30 minutos de tempo de reação. A análise por cromatografia líquida de alta resolução (HPLC) revelou uma pureza de 99% para a [^{99m} Tc]N-histamina, como se mostra na Fig (10) [79].

11.4.2.5 Procedimento de marcação radioactiva

O pH da mistura de reação, a quantidade de histamina e o tempo de reação da mistura foram optimizados à temperatura ambiente. Um volume de 2000 µL de [^{99m} TcN]$^{2+}$ mistura de reação do núcleo, 2 mg de substrato, pH7 (tampão fosfato, 100 µL). A mistura de reação foi agitada com um agitador magnético à temperatura ambiente (37±0,1^0 C) durante 30 minutos para obter um rendimento radioquímico elevado. O efeito de vários parâmetros de reação, tais como a quantidade de substrato (1-10 mg), o pH da mistura de reação (4-12) e o tempo de reação (1-60 min), foi examinado e melhorado de modo a maximizar a eficiência da marcação. O complexo [^{99m} Tc]N-histamina foi purificado por HPLC. As fracções de um volume de 1,0 ml foram recolhidas separadamente até um volume de 15 ml e contadas com um contador de cintilação de raios γ.

11.4.2.6 Análise radioquímica da [^{99m} Tc]N-histamina

A percentagem de conversão radioquímica da [^{99m} Tc]N-histamina foi determinada utilizando placas de sílica gel GF$_{254}$ com suporte de alumínio. Foi colocado um volume de 2 µL (1,50 MBq) de mistura de reação acima do bordo inferior, que se deixou evaporar. A placa foi revelada em dois sistemas de solventes diferentes de solução salina normal a 0,9% e etanol: clorofórmio: tolueno: acetato de amónio 0,5 M (6:3:3:0,5 v/v/v/v). As tiras foram removidas, secas e cortadas em segmentos de 1 cm e analisadas quanto à radioatividade utilizando o contador gama SR.7. Além disso, as impurezas coloidais foram separadas por filtração da mistura de reação através de um filtro Millipore de 0,22 µm a uma pressão adequada. A conversão radioquímica foi ainda confirmada por eletroforese em papel (PE), Figura 11, utilizando papel Whatman n.º 1 (2 cm de largura e 47 cm de comprimento), tendo sido colocados 2 µl da mistura reacional a 12 cm do bordo do elétrodo negativo da folha de papel. A eletroforese foi realizada durante 1,5 horas a uma tensão de 300 V, utilizando solução salina normal (0,9% p/v de NaCl) como eletrólito. Uma vez terminada a revelação, o papel foi retirado, seco, cortado em tiras de 1 cm de largura e a tira contada num contador γ. A percentagem de conversão radioquímica foi calculada como a razão entre a radioatividade da [^{99m}Tc]N-histamina e a atividade total multiplicada por 100. A análise por cromatografia líquida de alta resolução (HPLC) foi utilizada para a purificação da [^{99m}Tc]N-histamina por injeção direta de 20 µL da mistura de reação. Foi efectuado um sistema de eluição isocrática na coluna de fase reversa c18 (250 x4 mm, 5µm, Lischrosorb), construída no modelo HPLC Shimadzu, constituída por bombas LC-9A com um injetor Rheodyne, com uma fase móvel de H2O& metanol (50:50 v/v) e um detetor de espetrofotómetro UV (SPD-6A) de 256 nm de comprimento de onda. A fase móvel foi fornecida a um caudal de 1,0 mL/min. Além disso, o núcleo de [^{99m}Tc≡N]$^{2+}$ pode ser detectado injectando a reação numa coluna de fase reversa C$_{18}$ (Lichrosorb, 150 mm x 4,6 mm, 5µm) com um sistema de eluição gradiente em que a fase móvel consistia em (solvente A) água e (solvente B) acetonitrilo. O sistema de gradiente do sistema HPLC começou com 100% A/0% B com um gradiente linear para 0% A/100% B de 0 a 30 min com um caudal de 1,0 mL/min [79]. A conversão radioquímica foi calculada em TLC e PE pela razão percentual de [^{99m}Tc≡N]$^{2+}$ núcleo intermediário em R$_f$ (0,0-0,1) ou R$_f$ (0,8-1) para TcO$^{99m}_4{}^-$ livre em R$_f$ (0,4-0,6) de acordo com o solvente utilizado. As substâncias coloidais, tais como $Tc(OH)_2$, $Sn(OH)_2$, $Tc(OH)_4$ ou^{99m} Tc-coloide de estanho, foram também eliminadas por um filtro Millipore de 0,22 μm a uma pressão adequada. A partir dos resultados da eletroforese em papel, o complexo [^{99m} Tc]N-histamina permaneceu no ponto de mancha (complexo neutro). Enquanto o^{99m} $_{TcO4}$⁻ livre se deslocou para o ânodo e o núcleo intermédio de nitreto se deslocou para o cátodo. Foi alcançada uma conversão óptima de > 99% (Fig. 10). A análise por cromatografia líquida de alta eficiência (HPLC) deu uma pureza para [^{99m} Tc≡N]$^{2+}$ núcleo intermediário de 99%, os valores de R_t do núcleo e TcO^{99m}_4⁻ foram 1,85 e 3,4 min (Fig.11). Os valores de Rt do complexo [^{99m} Tc]N-histamina e do núcleo intermédio [Tc=N]$^{99m2+}$ foram de 10,1 e 3,5 min, respetivamente (Fig. 12).

11.4.2.7 A estabilidade in vitro da [^{99m} Tc]N-histamina foi estudada em dois meios diferentes.

A)   Estabilidade da [^{99m} Tc]N-histamina em soro fisiológico

O radiotraçador [^{99m} Tc]N-histamina complexo [3 μL (2,10 MBq)] foi verificado a 37±0,1° C para o teste de estabilidade em soro fisiológico em condições óptimas; em seguida, a experiência foi efectuada deixando o radiotraçador repousar durante 24 horas à temperatura ambiente por TLC ou HPLC [79].

B)   Estabilidade da [^{99m} Tc]N-histamina no soro

Um volume de 1,9 ml de soro humano normal foi misturado com 0,1 ml [0,15 MBq] do complexo [^{99m} Tc]N-histamina e incubado a 37° C durante 24 horas. Foram retirados cerca de 0,2 ml e analisados por HPLC [79].

Finalmente, a estabilidade in vitro estudada em dois meios diferentes revelou que: O complexo [^{99m} Tc]N-histamina é estável em soro fisiológico até 24 horas, com uma pureza de 97,0 ± 0,7, tabela (2). Em contrapartida, no soro, após 24 horas, a pureza desceu para 91± 0,33, tabela (3)

11.4.2.8 Determinação do coeficiente de partição do complexo [⁹⁹ᵐ Tc] N-histamina

Misturar o complexo com volumes iguais de 1-octanol e tampão fosfato (0,025 M a pH 7,4) num tubo de centrifugação, a fim de determinar a relação lipofilicidade/hidrofilicidade do complexo para indicar a passagem ou não através da barreira hemato-encefálica (BHE). Para o efeito, adicionaram-se 200 µL do complexo [⁹⁹ᵐ Tc]N-histamina a igual volume de tampão fosfato (1mL) e 1-octanol (1mL), (1:1,v/v). A mistura foi agitada em vórtice à temperatura ambiente durante 1 minuto e depois centrifugada a 5 000 rpm durante 5 minutos. Subsequentemente, foram retiradas amostras de 100 µL das camadas de 1-octanol e aquosa, que foram colocadas noutros tubos de ensaio e contadas num contador gama. A medição foi repetida cinco vezes. O valor do coeficiente de partição foi expresso como valores log $P_{o/w}$.

11.4.2.9 Modelação molecular

A simulação de acoplamento foi efectuada utilizando a estrutura cristalográfica de raios X do recetor H1 da histamina humana (código PDB: 3RZE) ligado à doxepina 5EH ((3E)-3-(dibenzo [b,e]oxepina-11(6H)-ilideno)- N,N- dimetilpropan-1-amina). O ficheiro PDB foi retirado do Protein Data Bank do sítio Web da Research Collaboration for Structural Bioinformatics (RCSB) [www. rcsb. org]. A estrutura da cadeia A foi preparada utilizando a aplicação Structure Preparation no Molecular Operating Environment (MOE), 2008.10. [80-82]. O algoritmo de acoplamento proposto foi validado por auto-acoplamento no cristal H1R (código PDB: 3RZE), removendo o ligando ligado, 5EH, do complexo e, em seguida, acoplando-o novamente no local de ligação e as principais interacções mostraram que tem três ligações de hidrogénio com os aminoácidos chave ASP107 e THR112, como se mostra na tabela 4. Além disso, a pose melhor classificada apresentou um valor de desvio quadrático médio da raiz dos átomos pesados (RMSD) de 0,4058 A em relação à estrutura cristalina experimental. Este resultado indica que a docagem em Ambiente Operacional Molecular (MOE) pode prever de forma fiável as poses de docagem dos compostos estudados para o H1R. A afinidade de ligação entre o ligando e os compostos testados foi avaliada com a pontuação S-. Quanto mais baixa for a pontuação de acoplamento, maior será a afinidade de ligação ao complexo enzimático. Foi efectuada uma ligação interactiva utilizando o protocolo MOE entre as estruturas previstas e o recetor H1 preparado. Cada estrutura proposta deu origem a 10 poses de acoplamento possíveis. A pose ideal de cada molécula foi selecionada de acordo com a semelhança do seu modo de ligação no local de ligação com o do ligando 5EH. Os resultados do estudo de acoplamento, incluindo a pontuação S, os aminoácidos em interação e o comprimento das ligações H formadas por todos os compostos e o ligando de referência, são apresentados na tabela 4. De um modo geral, as poses de topo obtidas a partir da docagem MOE mostram que tanto a estrutura proposta para a histamina como a^{99m} TcN-histamina podem interagir com o 3RZE, como se mostra na tabela 5, 6. As afinidades de acoplamento e de ligação foram as seguintes:

1- A histamina tem um resultado S de -14,9993 kcal/mol e exibiu duas ligações de hidrogénio com ASP107 de distâncias (1,25, 2,16 A°) e com 2 interacções π diferentes com TYR 108 e LYS179.

2- A estrutura proposta para a [^{99m} Tc]N-histamina tem um resultado S de -23,0573 kcal/mol e apresenta cinco ligações de hidrogénio: Duas com ASP107 de distâncias (1,57, 1,3 A°), uma com TYR458 de distância (2,63 A°) e duas com LYS191, HIS450 de distâncias (2,63 A°) e (2,31 A°), respetivamente.

Concluindo, a estrutura proposta para a [^{99m} Tc]N-histamina, que tem a maior afinidade de ligação e a menor pontuação de acoplamento, é a que forma o complexo enzimático ligante mais estável.

11.5 Otimização da reação

O efeito do tempo de reação também foi estudado, obtendo-se uma conversão máxima aos 30 minutos (figura 13). O efeito da alteração do rácio entre o substrato e o [^{99m} Tc≡N]$^{2+}$ núcleo intermédio é apresentado na figura 14. Indicando que a conversão radioquímica óptima para o complexo [^{99m} Tc]N-histamina (98,0±0,6 %) a 2 mg de histamina e o núcleo [^{99m} Tc≡N]$^{2+}$ (7,5MBq). Além disso, o pH é um fator importante no processo de marcação (figura 15) que tem de ser controlado, sendo o pH 7 o ideal, o que pode refletir em parte a estabilidade do complexo [^{99m}Tc]N-histamina (98,0±0,6 %). A conversão radioquímica óptima é significativamente alterada pela mudança de pH de altamente ácido para altamente básico. O coeficiente de partição do complexo [^{99m}Tc]N-histamina pode ser confirmado pelo logaritmo (log P), que deu 1,66 ± 0,2. Por conseguinte, o complexo [^{99m}Tc]N-histamina pode atravessar a (BBB). A inibição do fármaco foi efectuada para demonstrar a afinidade de ligação do complexo. Esta diminuiu de 12,0 ± 0,2 para 1,4 ± 0,2 % ID/grama aos 15 minutos devido a um processo de bloqueio com um modulador alostérico positivo do recetor H1 (Fig.16). Esta diminuição confirmou a seletividade e a elevada afinidade de ligação do complexo ao recetor H1 localizado no cérebro.

11.6 Otimização da reação de [^{99m}Tc]piracetam

Como se mostra na Figura 17, o rendimento de marcação do ^{99m}Tc-pirectam 75,5% foi baixo a uma concentração de 0,2 mg de piracetam e este baixo rendimento de marcação deveu-se à concentração insuficiente de piracetam para formar o complexo com todo o tecnécio-99m reduzido, pelo que a percentagem de coloide foi elevada em 13,5%. O aumento da concentração de piracetam (Figura 22) conduziu a um rendimento de marcação mais elevado e o rendimento máximo (97,5%) foi alcançado com 1 mg. Ao aumentar a concentração de piracetam para além deste valor, o rendimento da marcação manteve-se constante. O estanho(II) é o agente redutor mais utilizado. A quantidade de estanho(II) necessária para reduzir o pertecnetato do seu estado heptavalente para os estados reactivos reduzidos deve ser ajustada para evitar a formação de espécies radioquímicas indesejáveis, como o tecnécio hidrolisado reduzido, ^{99m}Tc-tin colloids e o pertecnetato livre, TcO^{99m-}4, especialmente em meio de pH alcalino. Para estudar o efeito do teor de cloreto estanoso di-hidratado na formação do complexo ^{99m}Tc-piracetam, foram utilizadas as seguintes quantidades de cloreto estanoso di-hidratado: 25, 50, 75, 100 e 150 µg. Os resultados obtidos a partir da análise da mistura de reação após 30 minutos de reação à temperatura ambiente (25°C) são apresentados na Figura 18. Como se depreende destes dados, 25 µg de SnCl$_2$ .2H$_2$O produzem o complexo ^{99m}Tc-piracetam com um rendimento de 81,6%. Isto é atribuído à insuficiência de SnCl2.2H2O presente na mistura de reação para reduzir todos os pertecnetatos a estados reduzidos inferiores e, assim, o pertecnetato livre é a espécie predominante na solução. Ao aumentar a quantidade de $SnCl_2$ $.2H_2$ O para 50µg, o rendimento radioquímico do^{99m} Tc- piracetam aumentou para 97%. Por outro lado, a 150µg de $SnCl_2$ $.2H_2$ O, a percentagem de coloide foi relativamente elevada (31,8%), o que pode dever-se à formação de $Sn(OH)_2$, que é insolúvel no meio de reação. O pH do meio de reação é um fator muito crítico; verificou-se que o pH ótimo é 6, o que dá um rendimento de 97%. O rendimento radioquímico do^{99m} Tc- piracetam foi afetado por alterações do pH, como ilustrado graficamente na figura 19. A pH 2, o rendimento radioquímico foi relativamente baixo, 35,5%, com o aparecimento de pertecnetato livre como espécie predominante. A percentagem de^{99m} Tc-piracetam aumentou gradualmente com o aumento do pH até 6, atingindo um rendimento máximo. Ao aumentar o pH do meio de reação acima de pH 6, o rendimento de^{99m} Tc-piracetam diminuiu para 79,1% e 60,8% a pH 9 e 11, respetivamente. A figura 20 mostra o efeito do tempo de reação no rendimento radioquímico do complexo^{99m} Tc-piracetam. Aos 10 minutos após a marcação, o rendimento radioquímico era baixo e igual a 85%, tendo aumentado com o tempo até atingir o valor máximo de 97,5%, aos 30 minutos. O rendimento radioquímico mantém-se inalterado até 1 hora. Como se mostra na figura 21, a estabilidade in vitro do^{99m} Tc- piracetam foi estudada a fim de determinar o tempo de injeção adequado para evitar a formação de produtos indesejáveis resultantes da radiólise do complexo. Estes produtos radioactivos indesejáveis podem acumular-se em órgãos não visados. Os resultados da estabilidade mostraram uma pequena libertação de radioatividade (n = 3 experiências) do^{99m} Tc- piracetam, determinada por folhas (TLC-SG) que diminuíram de 97,5 para 85,8 %. Os valores do coeficiente de partição foram de 1,4 ± 0,12, mostrando que o^{99m} Tc- piracetam é lipofílico e pode atravessar a barreira hemato-encefálica. A Figura 23 apresenta um cromatograma de HPLC que mostra dois picos, um na fração n.º 2, que corresponde ao^{99m} $TcO4^-$, enquanto o segundo pico foi recolhido na fração n.º 8 para o^{99m} Tc-piracetam, que se verificou coincidir com o sinal UV.

O rendimento da marcação do complexo^{99m}Tc-histamina foi de 55,5% a 1 mg de histamina (Fig. 25) e aumentou com o aumento da quantidade de histamina até atingir o valor máximo de 98% a 3 mg. O complexo formado manteve-se estável com o aumento da quantidade de histamina até 10 mg. Assim, a quantidade óptima de histamina foi de 3 mg . Como se mostra na Fig. 26, o rendimento radioquímico dependia da quantidade de SnCl2.2H2O presente na mistura de reação. A 25 **µg de** SnCl$_2$ .2H$_2$ O, o rendimento de marcação da^{99m}Tc-histamina foi de 81,6%, devido ao facto de a concentração de SnCl2.2H2O ser insuficiente para reduzir todo o pertecnetato, pelo que a percentagem de^{99m}TcO4$^-$ foi relativamente elevada (16,6%). O rendimento de marcação aumentou significativamente com o aumento da quantidade de SnCl2.2H2O de 25 para 50 **µg** (quantidade óptima), obtendo-se um rendimento máximo de marcação de 98%. Ao aumentar a quantidade de SnCl2.2H2O acima do valor de concentração ótimo, o rendimento de marcação diminuiu novamente porque o excesso de SnCl$_2$ .2H$_2$ O foi convertido em coloide (50,6 % a 150 **µg de** SnCl2.2H2O). Como se mostra na Fig. 27, a pH 2, o rendimento de marcação do complexo^{99m}Tc-histamina foi pequeno e igual a 75,5 %, tendo este rendimento aumentado com o aumento do pH da mistura de reação, sendo que o pH 4 deu o rendimento máximo de marcação de 98 %. Ao aumentar o pH para um valor superior a 4, o rendimento da marcação diminuiu novamente até atingir **55,5%** a pH 6, sendo o coloide a principal impureza (35,2% a pH 6), após pH 6 formam-se mais soluções coloidais. A figura 28 descreve o efeito do tempo de incubação na pureza radioquímica do complexo^{99m}Tc-histamina. 1 minuto após a marcação, o rendimento era pequeno e igual a 85,6 %, aumentando com o tempo até atingir o valor máximo de 98 % aos 30 minutos. O rendimento permanece estável a 97,9% durante um período de tempo até 6 horas. A estabilidade in vitro do^{99m}Tc-histamina foi estudada a fim de determinar o tempo adequado de injeção para evitar a formação de produtos indesejáveis resultantes da radiólise do complexo. Estes produtos radioactivos indesejáveis podem acumular-se em órgãos não visados. Os resultados da estabilidade mostraram que a^{99m}Tc-histamina é estável até 24 horas a 37° C, não havendo libertação de radioatividade (**n=5** experiências) da^{99m}Tc-histamina, conforme determinado por cromatografia em papel. Os valores do coeficiente de partição foram de 1,48 ± 0,02, mostrando que a [^{99m}Tc] histamina é lipofílica e pode atravessar a barreira hemato-encefálica.

11.8 Otimização da reação de [^{99m}Tc]ropinirol

Influência do pH da mistura de reação no rendimento radioquímico do [^{99m}Tc]ropinirole. O pH do meio de reação foi estudado numa gama de pH de 3 a 9. A pureza radioquímica da preparação é mais elevada a pH 7 e foi igual a 92 ± 2,87%. A um pH superior a 7, a pureza radioquímica foi significativamente reduzida devido à formação de ^{99m}Tc hidrolisado reduzido, que é a principal impureza radioquímica a um pH elevado (20% a pH 9). O efeito do agente redutor na eficiência de marcação do [^{99m}Tc]ropinirole dependia da quantidade de Sn(II) presente na mistura de reação. A 5 µg de SnCl2.2H2O, o rendimento de marcação do [^{99m}Tc]ropinirole foi de 78,3% devido à redução incompleta do Na^{99m}TcO4$^-$. O rendimento da marcação aumentou significativamente com o aumento da quantidade de SnCl2.2H2O de 5 para 20 µg, obtendo-se um rendimento máximo de marcação de 92 ± 2,87%. Ao aumentar o teor de SnCl2.2H2O até 40 µg, os rendimentos percentuais de marcação diminuíram. Isto pode dever-se ao facto de a maior parte das moléculas do ligando ter sido consumida na formação do complexo, pelo que o pertecnetato é reduzido a tecnécio (IV) TcO2.xH2O insolúvel na ausência de ligando ou devido à formação de colóides de estanho, que podem competir com o ropinirole pelo ^{99m}Tc reduzido. A dependência do rendimento radioquímico com a quantidade de ropinirole, Figura 29 , a reação foi realizada com diferentes concentrações de ropinirole (251000 µg). Exatamente 300 µg foi a quantidade óptima de ligando necessária para obter o rendimento radioquímico máximo, 92 ± 2,87%. Abaixo deste valor, a quantidade de ligando foi insuficiente para complexar todo o tecnécio-99m reduzido; como resultado, a quantidade de tecnécio hidrolisado reduzido foi elevada e foi igual a 71,3% a 50 µg. Com uma quantidade de ligando superior a 300 µg, o rendimento da marcação permaneceu estável. A formação do complexo [^{99m}Tc]ropinirole foi relativamente rápida, uma vez que o rendimento máximo de marcação foi obtido com um tempo de reação de 5 minutos. Além disso, manteve-se constante até 2 h. Os resultados da estabilidade in vitro do complexo [^{99m}Tc]ropinirole indicaram que o produto marcado permaneceu quase estável durante mais de 6 h após a marcação. O valor do coeficiente de partição foi de 2,54 ± 0,03, mostrando que o [^{99m}Tc]ropinirole é lipofílico e pode atravessar a barreira hemato-encefálica. A administração de ropinirole não marcado a ratinhos albinos, utilizando diferentes quantidades de ropinirole, 30 minutos antes da injeção de [^{99m}Tc]ropinirole reduziu a absorção cerebral para 0,26 ± 0,01% ID/g de órgão aos 30 minutos pi. Este resultado sugere que o [^{99m}Tc]ropinirol se liga seletivamente ao recetor da dopamina no cérebro e que a captação é específica. Em resultado deste estudo, o [^{99m}Tc]ropinirole pode ser utilizado com êxito na imagiologia do recetor da dopamina.

11.9 Otimização da reação de [^{99m}Tc] (Sn)oxiracetam

Os valores do coeficiente de partição foram de 1,28 ± 0,16, mostrando que o [^{99m}Tc] oxiracetam é lipofílico e pode atravessar a barreira hemato-encefálica. O padrão de eletroforese em papel revelou que o complexo de [^{99m}Tc]oxiracetam ainda se encontra no ponto de mancha, o que indica a carga neutra deste complexo. Mas o ^{99m}TcO$_4^-$ moveu-se consideravelmente em direção ao ânodo, sugerindo que tem uma carga negativa elevada. Foi apresentado um cromatograma de HPLC que mostra picos, um na fração n.º 3, que corresponde ao ^{99m}TcO$_4^-$, enquanto o segundo pico foi recolhido na fração n.º 4,5 para o 99mTc-oxiracetam e na fração n.º 3,98, que corresponde ao sinal UV do oxiracetam. A presença de grupos doadores de electrões no oxiracetam aumenta a sua marcação com tecnécio-99m reduzido. O software Chem Bio Office Ultra v14 foi utilizado para a otimização da estrutura e minimização da energia utilizando a mecânica molecular. O computador gerou uma estrutura 3D do complexo optimizada em termos de energia, juntamente com os respectivos valores energéticos. A geometria proposta para o complexo [^{99m}Tc]oxiracetam é piramidal quadrada com uma relação Tc: ligando um rácio de 1:2. A marcação de moléculas bioactivas com radionuclídeos é uma estratégia comummente utilizada para produzir marcadores específicos para alvos biológicos. No entanto, o processo de marcação pode influenciar substancialmente o comportamento biológico e, por conseguinte, pode fazer com que o marcador perca a sua especificidade e capacidade de ligação ao alvo pretendido. Para avaliar a ligação do [^{99m}Tc]oxiracetam ao recetor de glutamato ionotrópico do subtipo AMPA, foi utilizado o iGEMDOCK para gerar perfis de interação recetor-ligante de Van Der Waal, ligações de hidrogénio e interacções electrostáticas. Em seguida, a energia de ligação foi calculada através da execução de docking flexível do marcador para o local de ligação do ligando da proteína alvo. O complexo apresenta uma ligação óptima ao recetor com uma energia de ligação total de -86,3 Kcal/Mole. Prevê-se que o complexo tenha ligações de hidrogénio com os seguintes resíduos de aminoácidos do recetor: GLU402, THR480, ARG485, THR707 e THR 732. Prevêem-se também interacções de Van der Waals em GLU402, TYR450, MET708 e TYR732. O rendimento de marcação do [^{99m}Tc]oxiracetam é de 60% a uma concentração de 0,1 mg de oxiracetam e este baixo rendimento de marcação deve-se à concentração insuficiente de oxiracetam para formar o complexo com todo o tecnécio-99m reduzido, pelo que a percentagem de coloide é elevada, 25,5%. O aumento da concentração de oxiracetam conduziu a um rendimento de marcação mais elevado e o rendimento máximo (98%) foi obtido com 0,5 mg. Ao aumentar a concentração de oxiracetam para além deste valor, o rendimento da marcação manteve-se constante. A quantidade de SnCl2·2H2O necessária para reduzir o pertecnetato do seu estado heptavalente para os estados reduzidos reactivos tem de ser ajustada para evitar a formação de espécies radioquímicas indesejáveis, como o tecnécio hidrolisado reduzido, ^{99m}Tc-tin colloids e o ião pertecnetato livre, ^{99m}TcO4$^-$, especialmente em meio de pH alcalino. Para estudar o efeito do teor de cloreto estanoso di-hidratado na formação do complexo [^{99m}Tc]oxiracetam, foram utilizadas as seguintes quantidades de cloreto estanoso di-hidratado, 25, 50,75, 100 e 150 µg. Os resultados obtidos a partir da análise da mistura de reação após 30 minutos de reação à temperatura ambiente (25°C). Como é evidente a partir destes dados, 25 µg de SnCl$_2$ .2H$_2$ O produzem o complexo [^{99m}Tc]oxiracetam com um rendimento de 79%. Este facto deve-se à insuficiência de SnCl2.2H2O presente na mistura reacional para reduzir todos os pertecnetatos a estados reduzidos inferiores, pelo que o pertecnetato livre é a espécie predominante na solução. Ao aumentar a quantidade de SnCl$_2$ .2H$_2$ O para 50µg, o rendimento radioquímico do [^{99m}

Tc]oxiracetam aumentou para 98%. Por outro lado, a 150µg de SnCl2.2H2O, a percentagem de coloide foi relativamente elevada (35%), o que pode dever-se à formação de Sn (OH)$_2$, que é insolúvel no meio de reação. O pH do meio de reação é um fator muito crítico

o pH ótimo é de 7, o que dá um rendimento de 98%. O rendimento radioquímico do [^{99m} Tc]oxiracetam foi afetado por alterações do pH. A pH 2, o rendimento radioquímico foi relativamente baixo, 45 %, com o aparecimento de pertecnetato livre como espécie predominante. A percentagem de [^{99m} Tc]oxiracetam aumentou gradualmente com o aumento do pH até 7, atingindo um rendimento máximo. Ao aumentar o pH do meio de reação acima de pH 7, o rendimento de [^{99m} Tc]oxiracetam diminuiu para 75 % e 55 % a pH 9 e 11, respetivamente. Efeito do tempo de reação no rendimento radioquímico do complexo [^{99m} Tc]oxiracetam. 1 minuto após a marcação, o rendimento radioquímico era baixo e igual a 81 %, aumentando com o tempo até atingir o valor máximo de 98 %, aos 30 minutos. O rendimento radioquímico mantém-se inalterado até 2 horas. A estabilidade in vitro do [^{99m} Tc]oxiracetam foi estudada a fim de determinar o momento adequado de injeção para evitar a formação de produtos indesejáveis resultantes da radiólise do complexo. Estes produtos radioactivos indesejáveis podem acumular-se em órgãos não visados. Os resultados da estabilidade mostraram que o [^{99m} Tc]oxiracetam é considerado estável em soro normal durante 24 horas a 37° C, o que resultou numa pequena libertação de radioatividade (**n=5** experiências) do [^{99m} Tc]oxiracetam, determinada por folhas de (TLC-SG) que diminuíram de 98 % para 90 % (Figura 30-38).

11.10 Otimização da reação de [^{99m} Tc] (Na2S2O4)oxiracetam

A alteração da quantidade de substrato pode afetar o rendimento radioquímico do complexo [^{99m} Tc] oxiracetam, que deu 70% a 25 µg de concentração de substrato, o que se deveu à concentração insuficiente de oxiracetam para formar um complexo de elevado rendimento radioquímico com todo o tecnécio-99m reduzido, pelo que a percentagem de coloide foi elevada em 20%. O aumento da concentração de substrato levou a um aumento do rendimento da marcação e o rendimento máximo (98%) foi alcançado a 150 µg. O aumento da concentração de substrato acima deste valor não afectou o rendimento da marcação, que se manteve constante. O segundo fator é o efeito do teor de ditionito de sódio na formação de [^{99m}Tc]oxiracetam; foram utilizadas as seguintes quantidades de ditionito de sódio (1-40 mg). Os dados indicam que 20 mg de ditionito de sódio são suficientes para obter um rendimento radioquímico elevado de 98 %. Abaixo desta quantidade, o rendimento radioquímico do [^{99m}Tc]oxiracetam foi baixo, o que pode ser atribuído à insuficiência do ditionito de sódio presente na mistura reacional para reduzir todos os pertecnetatos a estados reduzidos inferiores, pelo que o pertecnetato livre é a espécie predominante na solução. A partir de 20 mg de ditionito de sódio e até 40 mg, o rendimento radioquímico do complexo [^{99m}Tc]oxiracetam diminuiu até atingir 70 % com 40 mg de $Na_2S_2O_4$. Devido à redução do ^{99m}Tc, este é ligeiramente re-oxidado quando se adiciona um grande excesso de ditionito, o que leva a um aumento do nível de $^{99m}TcO_4^-$ livre, que passa a ser de 20 %. É óbvio que não estão presentes quaisquer espécies coloidais, exceto $^{99m}TcO_2$ que se obtém na reação, o que foi considerado uma grande vantagem da utilização de ditionito de sódio. Isto pode evitar a formação de interferência de óxido estânico coloidal nos radiofármacos preparados com cloreto estanoso. O pH do meio de reação foi considerado um ponto muito crítico; verificou-se que o pH ótimo da reação era 7, o que dá um rendimento de 98%. O rendimento radioquímico do complexo foi influenciado por alterações do pH. Num meio básico superior a 7, o rendimento do complexo [^{99m}Tc]oxiracetam diminuiu para 70% a pH 12. Devido ao facto de o meio ser altamente básico, a concentração do ião hidroxilo aumentou, o que provocou a hidrólise parcial do complexo com o aumento do ião pertecnetato [26]. Além disso, podemos mostrar o efeito do tempo de reação no rendimento radioquímico do complexo [^{99m}Tc]oxiracetam. Com um tempo de reação curto (1 min) após a marcação, não foi suficiente para formar um rendimento radioquímico elevado do complexo [^{99m}Tc]oxiracetam, igual a 85 %. O aumento do tempo de reação para 30 minutos aumentou o rendimento radioquímico para 98%. Por último, a estabilidade do [^{99m}Tc]oxiracetam indica que o composto marcado foi considerado estável durante mais de 24 horas em meio salino, com um rendimento de 97,4 ± 0,44 %. Além disso, o complexo mostrou estabilidade no soro humano durante 6 horas, o que resultou numa libertação de radioatividade (n = 5 experiências), que diminuiu de 98,0 ± 0,27% para 97,6 ± 0,11% e depois deu 80 ± 0,36% às 24 horas, respetivamente. A absorção cerebral no caso do complexo [99m Tc]oxiracetam diminuiu de 9,55 para 1,3 aos 15 minutos após a injeção. Estes resultados confirmaram a seletividade e a elevada afinidade de ligação do complexo99m Tc-Oxiracetam às células localizadas no cérebro por receptores AMPA (Figura 39-43).

11.11 Otimização da reação de [99m Tc](CO)3 oxiracetam

A formação do complexo de oxiracetam [99m Tc](CO)3 foi altamente dependente da quantidade de oxiracetam e do pH da reação. O rendimento mais elevado de radiomarcação do complexo99m Tc-tricabonil oxiracetam foi de cerca de 98,6 ± 0,11%, o que foi alcançado após a otimização dos factores de preparação, como se segue: A quantidade de oxiracetam tem um efeito no rendimento de radiomarcação do [99m Tc](CO)3 oxiracetam, como se mostra na Tabela 7. Este estudo foi efectuado a pH 6 e a 100° C durante 30 minutos. Com 1 mg e 2 mg de oxiracetam, os rendimentos de marcação radioactiva foram baixos (70 %) e (88 %), respetivamente, o que pode ser devido à quantidade insuficiente de oxiracetam para quelar todo o precursor [99m Tc](CO)3. Aumentando a quantidade de oxiracetam até 3 mg, obteve-se o maior rendimento de radiomarcação (98,6 ± 0,11%). Acima de 3 mg, os rendimentos de radiomarcação não se alteraram até 5 mg. Estudámos a variação do rendimento de radiomarcação do99m Tc-tricabonil oxiracetam a um pH de 4-11. Este estudo foi efectuado utilizando 3 mg de oxiracetam e a uma temperatura de 100° C durante 30 min. É evidente que o pH é um fator muito crítico para a radiossíntese do [99m Tc](CO)3 oxiracetam. Verificou-se que o valor ótimo de pH das condições de reação é 6, o que produz um rendimento máximo de radiomarcação (>98%). Este rendimento foi altamente afetado pela alteração do pH, uma vez que a um pH ácido de 4, o rendimento da radiomarcação foi relativamente baixo (>77%), enquanto a um pH mais elevado, 7, 9 e 11, os rendimentos da radiomarcação diminuíram para >85%, >62% e >56%, respetivamente. A estabilidade *in vitro* foi estudada à temperatura ambiente. Esta estabilidade tem grande importância na determinação do momento mais adequado para a injeção do radiofármaco, a fim de evitar a formação de produtos indesejáveis, que podem resultar da radiólise do complexo e provocar a acumulação em órgãos não-alvo. O [^{99m}Tc](CO)$_3$ oxiracetam foi considerado estável durante 12 h a 37° C (n = 5 experiências) e diminuiu de > 98 para 95%, como detectado por RP-HPLC. ^{99m}O Tc-tricarbonil oxiracetam mostrou estabilidade no soro de rato durante 12 h, resultando numa pequena libertação de radioatividade (n = 5 experiências), que diminuiu de >98 para 93%. O valor do logaritmo do coeficiente de partição (log p) do [^{99m}Tc](CO)$_3$ oxiracetam foi de 0,90 ± 0,03, o que demonstra a sua aptidão para atravessar a barreira hemato-encefálica (BHE), uma vez que a gama de valores citados para a lipofilicidade é de 0,5-2,5. Os moduladores alostéricos positivos do recetor AMPA foram investigados para diferentes indicações clínicas, como a doença de Alzheimer, a depressão, a esquizofrenia e a doença de Parkinson. As partes α-aminoácidas do AMPA ligam-se ao núcleo de ligação ao recetor através de sete pares de iões e interacções de ligações de hidrogénio. O Arg-485, que se encontra presente em toda a família de receptores AMPA, proporciona uma interação direta com a porção de ácido carboxílico do α-aminoácido; outras ligações de hidrogénio são proporcionadas através do Thr-480 e do Ser-654. O grupo amino está posicionado na construção do GluR2 entre três outros aminoácidos aceitadores de ligações de hidrogénio, nomeadamente Pro-475, Thr-480 e Glu-705, que formam uma organização quase tetraédrica. Além disso, a parte de aminoácidos de todos os agonistas co-cristalizados parece ligar-se de forma semelhante. A ligação entre o núcleo de ligação e o grupo ácido distal parece variar entre diferentes agonistas, além disso, Ser- 654, Thr-655, Leu-650 e Leu-705 parecem desempenhar um papel importante na ligação. Sugerimos diferentes probabilidades para a complexação (oxiracetam+^{99m}Tc- tricarbonil) e as três melhores probabilidades seleccionadas foram apresentadas na Tabela 8. Na estrutura proposta (1), o^{99m}Tc-tricarbonilo forma um complexo com o O-N do grupo amida do oxiracetam, enquanto na estrutura proposta (2), o^{99m}Tc-tricarbonilo ataca o C=O do grupo amida do oxiracetam e, finalmente, na estrutura proposta (3), o^{99m}Tc-tricarbonilo ataca o OH do oxiracetam. Em seguida, aplicou-se a minimização da energia para obter a molécula com a energia mais baixa (o transformador mais estável). Além disso, foi efectuado um estudo de docking molecular para ilustrar a afinidade de ligação e a interação de ligação entre os complexos (oxiracetam+^{99m} Tc-tricarbonil) e o recetor AMPA. As afinidades de ligação do ligando e destes compostos de teste foram avaliadas com a pontuação de energia -CDOCKER. O composto que mostrou a maior afinidade de ligação e a pontuação mínima de acoplamento é o composto que forma o complexo enzimático ligante mais estável. O número e o comprimento das ligações de hidrogénio foram utilizados para avaliar os modos de ligação. Os resultados dos estudos de acoplamento, a pontuação de energia -CDOCKER, os aminoácidos envolvidos que interagem com as partes do ligando, o comprimento da ligação de hidrogénio para cada composto e o ligando nativo de referência estão listados na Tabela 9. Além disso, os modos de ligação dos complexos (oxiracetam+^{99m} Tc-tricarbonil) no local de ligação foram ilustrados no quadro 10, mostrando a interação 2D e 3D no local ativo do recetor AMPA. 1-O inibidor QUS, (s)-2-Amino-3-(3,5-dioxo-[1,2,4]oxadiazolidina quase se encaixa no sítio ativo do recetor AMPA e tem uma pontuação de energia -CDOCKER -60,25 kcal/mol. Forma doze ligações de hidrogénio: quatro ligações de hidrogénio com ARG485 de distâncias (2.44, 2.28, 2.10, 1.88), uma ligação de hidrogénio com THR480 de distância (2.48), duas ligações de hidrogénio com SER654 de distâncias (2.06, 2.02), três ligações de hidrogénio com THR655 de distâncias (2.23, 2.21, 2.07) e duas ligações de hidrogénio com GLU702 de distâncias (2.39, 1.92). Além disso, tem uma interação σ-π com TYR450. O 2-Oxiracetam tem uma energia de -CDOCKER de 31,46 kcal/mol e forma seis ligações de hidrogénio: duas ligações de hidrogénio com ARG485 de distâncias (2,05, 1,96, Å), duas ligações de hidrogénio com THR655 de distâncias (2,31, 1,88 Å) e duas ligações de hidrogénio com THR668 de distâncias (2,32, 2,30 Å). A estrutura proposta para o 3-Oxiracetam +^{99m} Tc (1) tem uma energia -CDOCKER elevada de 34,27 kcal/mol. Forma dez ligações de hidrogénio, duas ligações de hidrogénio com ARG485 de distâncias (2.03, 1.91), duas ligações de hidrogénio com THR655 de distâncias (2.05, 1.87), duas ligações de hidrogénio com SER654 de distâncias (2.12, 1.79), uma ligação de hidrogénio com THR480 de distância (1.86), uma ligação de hidrogénio com

TYR702 de distância (1.92), uma ligação de hidrogénio com GLU705 de distância (1.83) e uma ligação de hidrogénio com LUE650 de distância (2.39). Além disso, não tem interação σ-π. A estrutura proposta para o 4-Oxiracetam $+^{99m}$ Tc (2) tem uma energia -CDOCKER elevada de 80,73 kcal/mol. Forma sete ligações de hidrogénio: uma ligação de hidrogénio com TYR450 de distância (2,20), uma ligação de hidrogénio com THR480 de distância (2,03), uma ligação de hidrogénio com LEU650 de distância (2,22), uma ligação de hidrogénio com SER654 de distância (2,17), uma ligação de hidrogénio com THR655 de distância (1,90), uma ligação de hidrogénio com TYR702 de distância (2,38) e uma ligação de hidrogénio com THR688 de distância (2,42). Além disso, não tem interação σ-π. 5-Oxiracetam$+^{99m}$ Tc A estrutura proposta (3) tem a pontuação de ligação mais elevada -97,07 kcal/mol melhor do que o inibidor (QUS) e o oxiracetam isoladamente. Forma doze ligações de hidrogénio, três ligações de hidrogénio com ARG485 de distâncias (2.48, 2.27, 1.89), duas ligações de hidrogénio com THR480 de distâncias (2.04, 2.02), duas ligações de hidrogénio com SER654 de distâncias (1.92, 1.84), uma ligação de hidrogénio com LEU650 de distância (1.99), uma ligação de hidrogénio com TYR702 de distância (1.90), uma ligação de hidrogénio com GLU705 de distância (1.96), uma ligação de hidrogénio com THR655 de distância (2.31) e uma ligação de hidrogénio com LEU703 de distância (2.31). Além disso, não tem interação σ-π. 6-A inspeção do modo de ligação demonstrou que todos os compostos apresentam de seis a doze hidrogénios com o resíduo do sítio ativo da enzima. ARG485, THR480, THR655, SER654, LUE650, PRO478 e GLU705 são os resíduos de aminoácidos envolvidos na interação. Assim, a estrutura proposta Oxiracetam $+^{99m}$ Tc (3), que revelou a maior afinidade de ligação e a pontuação mínima de acoplamento, é a que forma o complexo enzimático ligando mais estável.

11.12 Otimização da reação de [^{125} I]sibutramina e [^{125} I] iodofluoxetina

A pureza radioquímica dos iodocompostos foi determinada por cromatografia em papel, em que o radioiodeto (I⁻) permaneceu próximo da origem (Rf = 0-0,1), enquanto os iodocompostos se deslocaram com a frente do solvente (R_f = 0,8-1). A pureza radioquímica foi ainda confirmada por eletroforese em papel, em que o radioiodeto,[125] I-sibutramina e[125] I-fluoxetina se deslocaram para diferentes distâncias do ponto de contacto em direção ao cátodo, dependendo do peso molecular de cada um (distância do ponto de contacto = 14, 10 e 9 cm, respetivamente). Resultados do rendimento radioquímico das duas separações; a dependência do rendimento radioquímico da quantidade de substrato foi efectuada com diferentes concentrações de substrato (10-350 µg). O rendimento radioquímico de[125] I-sibutramina e[125] I-fluoxetina foi pequeno a baixa concentração de substrato, sendo que a 10 µg o rendimento de marcação foi de 70 ± 2,5 e 73 ± 2,00%, respetivamente, e ao aumentar a concentração de substrato o rendimento de marcação foi aumentado, tendo o rendimento máximo de marcação sido obtido a 25 e 50 µg, respetivamente. A concentrações de substrato superiores às quantidades óptimas, o rendimento de marcação diminuiu novamente até atingir 80 ± 2,9 e 79 ± 2,5% a 50 e 100 µg, respetivamente, o que pode ser atribuído ao facto de esta quantidade de substrato (25 e 50 µg, respetivamente) ser suficiente para capturar todo o ião iodónio gerado e, como resultado, o rendimento atinge o valor máximo nestas concentrações (92 ± 2,77 e 93 ± 2,1%, respetivamente). O efeito da quantidade de agente oxidante (cloramina-T) na eficiência de marcação dos iodocompostos foi realizado utilizando o CAT como agente oxidante suave, transformando o iodeto (I^-) numa forma electropositiva de iodo (estado oxidativo I^+), que permite uma substituição electrofílica espontânea no anel aromático com um bom grupo de saída, como o H^+. Quando o radioiodeto de elevada atividade específica é oxidado in-situ, gera um iodo eletropositivo, mas é pouco provável que forme I2 porque há tão pouco radioiodo presente que, estatisticamente, não é possível que dois átomos de iodo se juntem nas concentrações envolvidas e porque o CAT (embora seja um agente oxidante suave) é suficientemente forte para oxidar todos os I^- em I^+ sem formar I2. Em quantidades baixas de CAT (10 e 50 µg), o rendimento radioquímico de[125] I-sibutramina e[125] I- fluoxetina foi pequeno e igual a 73 ± 2,5 e 85 ± 2,3%, respetivamente. Obteve-se um rendimento radioquímico elevado de 92 ± 2,77 e 93 ± 2,1% ao aumentar a quantidade de CAT para 25 e 150 µg, respetivamente. O aumento da concentração de CAT acima dos valores que deram o rendimento máximo de marcação leva a uma diminuição do rendimento de iodação devido à formação de subprodutos oxidativos indesejáveis, como a cloração, a polimerização e a desnaturação da sibutramina e da fluoxetina. A formação destas impurezas pode ser atribuída à elevada reatividade e concentração de CAT. Consequentemente, a concentração óptima de CAT é altamente recomendada para evitar a formação de subprodutos e para obter um rendimento e pureza elevados. O rendimento da marcação depende fortemente do tempo de reação no intervalo de 5 a 60 min. É evidente que o rendimento aumenta significativamente com o aumento do tempo de reação de 5 para 45 e 15 minutos, respetivamente. É necessário um tempo de reação de 45 e 15 minutos para atingir o rendimento radioquímico máximo ($92 \pm 2,77$ e $93 \pm 2,1\%$, respetivamente). O aumento ligeiro do tempo de reação para além do que permitiu obter o rendimento máximo de marcação provocou uma ligeira diminuição do rendimento radioquímico, devido à exposição do substrato ao CAT altamente reativo durante um longo período de reação, o que pode provocar reacções laterais oxidativas. Em contrapartida, com um tempo de reação mais curto (5 minutos), o tempo necessário para a reação entre a cloramina-T e o iodeto para produzir o ião iodónio é mínimo. A partir daí, o rendimento radioquímico é continuamente baixo abaixo de 45 e 15 minutos (tempo de reação ótimo), respetivamente. O potencial redox da cloramina-T depende do pH e diminui com o aumento do pH do meio, ou seja, a natureza das espécies oxidantes activas do CAT depende do pH do meio e das condições de reação. Ao dissolver a cloramina-T em etanol, esta decompõe-se em $ArSO_2NCl$, que sofre hidrólise em meio ácido para dar HOCl. O ácido hipohaloso sofre nova hidrólise para dar H_2OCl^+. As espécies oxidantes possíveis em soluções acidificadas de CAT são o HOCl e o H_2OCl^+ e em soluções alcalinas de CAT são o HOCl e o ClO. O HOCl ou o H_2OCl^+ gerados oxidam o iodo em condições ácidas para o estado oxidativo I^+ (iodónio) e, assim, reagem rapidamente com quaisquer locais da sibutramina e da fluoxetina que possam sofrer reacções de substituição electrofílica. A influência do pH da mistura de reação no rendimento radioquímico dos iodocompostos. O pH do meio de reação foi estudado numa gama de pH de 1 a 8. A pH 2, o rendimento foi maximizado ($92 \pm 2,77$ e $93 \pm 2,1\%$, respetivamente) devido à grande estabilidade da estrutura do substrato e à boa protonação do anel aromático a este valor de pH, dando H^+, que foi facilmente substituído pelo ião iodónio ativo I^+. Quando o pH do meio de reação foi deslocado para o lado menos ácido, o rendimento diminuiu drasticamente, atingindo $20 \pm 1,06$ e $18 \pm 1,5\%$ a pH 4, respetivamente. Do mesmo modo, ao aumentar o pH para o lado alcalino, o rendimento foi muito fraco, atingindo $7 \pm 1,9$ e $3 \pm 0,05\%$ a pH 8, respetivamente. A diminuição do rendimento radioquímico a pH alcalino pode dever-se à formação de ião hipoiodito (IO^-) e iodato (IO_3^-), que não são as formas adequadas para a radioiodação da sibutramina e da fluoxetina. A influência da temperatura da mistura de reação no rendimento radioquímico dos iodocompostos foi realizada à temperatura ambiente, 40, 60, 80 e 100^0 C. O rendimento da marcação foi ótimo à temperatura ambiente e diminuiu a uma temperatura mais elevada. Este facto pode dever-se à decomposição térmica dos iodocompostos. A estabilidade in vitro dos iodocompostos foi estudada para determinar o momento adequado para a injeção, a fim de evitar a formação de produtos indesejáveis resultantes da radiólise do composto marcado. Estes produtos radioactivos indesejáveis podem ser acumulados em órgãos não visados. Os resultados da estabilidade mostraram que os iodocompostos são estáveis até 24 h. A estabilidade dos iodocompostos. Os valores do coeficiente de partição foram $1,29 \pm 0,03$ e $1,42 \pm 0,01$, respetivamente, mostrando que os iodocompostos são lipofílicos e podem atravessar a barreira hemato-encefálica.

11.13 Otimização da reação de [^{99m}Tc]fenobarbital (^{99m}Tc-PB), [^{125}I]trazodona (^{125}I-TZ) e [^{125}I] haloperidol (^{125}I-HP).

HPLC, a pureza obtida para os compostos marcados utilizando HPLC foi de $91,23\pm2,12$, $93,42\pm1,53$ e $94,42\pm1,26$ % para [^{125}I]TZ, [^{125}I]HP e [^{99m}Tc]PB [83], respetivamente, o que foi equivalente à % de rendimento da marcação (Figura 46-49). É de notar que, utilizando o ensaio de HPLC, foram determinados o rendimento e a pureza. A radioiodação de TZ e HP foi realizada utilizando CAT como agente oxidante suave, transformando o iodeto (I^-) numa forma electropositiva de iodo (estado oxidativo I^+) que permite uma substituição electrofílica espontânea no anel aromático com um bom grupo de saída, como H^+. Quando o radioiodeto de elevada atividade específica é oxidado, in-situ, gera iodo eletropositivo. É pouco provável que se forme I2 devido à pequena quantidade de radioiodo presente. Além disso, a CAT (embora seja um agente oxidante ligeiro) é suficientemente forte para oxidar todo o I^- em I^+ sem formar I_2 . Com uma quantidade baixa de CAT (5 µg), a percentagem de marcação de [125] I-TZ e [125] I-HP foi pequena e igual a 47,25±1,77 e 56,60±1,37%, respetivamente. Isto pode dever-se à quantidade insuficiente de CAT para oxidar toda a quantidade de iodeto na solução para eletropositivo. Obteve-se uma elevada percentagem de marcação de 91,23±2,12 e 93,42±1,53 % aumentando a quantidade de CAT para 20 e 10 µg, respetivamente. Um aumento adicional do CAT leva a uma diminuição significativa da % de rendimento de marcação ($p \leq 0,05$) devido à formação de subprodutos oxidativos indesejáveis por cloração, polimerização e desnaturação de TZ e HP. A formação destas impurezas pode ser atribuída à elevada reatividade e quantidade de CAT. Consequentemente, a concentração óptima de CAT é altamente recomendada para evitar a formação de subprodutos e para obter um elevado rendimento e pureza, como se mostra nas tabelas (11&12) e nas figuras (50&51). A percentagem máxima de rendimento de marcação para [125] I-TZ (91,23±2,12% a 20 µg de CAT) e para [125] I-HP (93,42±1,53% a 10 µg de CAT) é significativamente mais elevada do que outros rendimentos, de acordo com o teste ANOVA unidirecional com o teste L.S.D ($p \leq 0,05$). Além disso, através de métodos semelhantes, os factores como o pH da mistura de reação, a quantidade de agentes oxidantes (CAT), a quantidade de ligando, a quantidade de agente redutor e o tempo de reação da mistura foram optimizados à temperatura ambiente para obter uma conversão óptima para os três radiotraçadores e fornecer tabelas (13-28) e figuras (52-67).

_125_

Para a [I]trazodona, para obter o rendimento máximo de marcação de 91,23±2,12 %, foram utilizadas as seguintes condições: A melhor quantidade utilizada de TZ foi 300 µg. A melhor quantidade utilizada de CAT foi 20 µg. O pH ótimo da reação foi 4. O tempo adequado para a reação foi 45 minutos. A melhor temperatura de reação foi de 30 °C. [125]A I-TZ foi estável até 6 horas após a iodação à temperatura ambiente (30 °C).

No caso do [^{125} I] haloperidol, para obter o rendimento máximo de marcação de

93,42±1,99 %, foram utilizadas as seguintes condições: A melhor quantidade utilizada de HP foi 500 µg. A melhor quantidade utilizada de CAT foi de 10 µg. O pH ótimo da reação foi de 6. O tempo adequado para a reação foi de 45 minutos. A melhor temperatura de reação foi de 60° C.[125] I-HP foi estável até 24 horas após a iodação à temperatura ambiente (30 °C). ^{99m}O Tc-PB foi preparado utilizando a técnica de marcação direta com SnCl2 como agente redutor.

Para o [^{125} I] fenobarbital, para obter o rendimento máximo de marcação de 94,42±1,26 %, foram utilizadas as seguintes condições: A melhor quantidade utilizada de fenobarbital foi de 25 µg. A melhor quantidade utilizada de Sn (II) como agente redutor foi de 15 µg. O pH ótimo da reação foi ajustado para 7 utilizando 500-1000 µl de solução tampão de fosfato. O tempo adequado para a reação foi de 30 minutos. A melhor temperatura de reação foi 70 0C. A reação foi filtrada com um filtro Millipore de 0,22 µm para remover o coloide. ^{99m}O Tc-PB foi estável até 2 horas após a marcação à temperatura ambiente (30 °C).

Capítulo II

Biodistribuição dos seguintes compostos marcados:

[^{99m} Tc]piracetam, [^{99m} Tc]histamina, [^{99m} Tc]ropinirole, [^{99m} Tc] (Sn)oxiracetam, [^{99m} Tc] bioquin-HMPAO [^{99m} Tc] BH, [^{99m} Tc] (Na2S2O4) oxiracetam , [^{99m} Tc]N (BDTC)2([^{99m} Tc] nitrdo- bis-(N-butil-ditiocarbamato) , [^{99m} Tc]N(PDTC)2 ([^{99m} Tc] nitrdo-bis(N-propil-ditiocarbamato), [^{99m} Tc]N(EOEDTC)2 ([^{99m} Tc] nitrdo- bis(2-etoxietil ditiocarbamato), [^{99m} Tc]N-piracetam, [^{99m} Tc]N-histamina , [^{99m} Tc] (CO)**3-DEDT**,^{99m} Tc(CO)**3-5HTIDA**, [^{99m} Tc](CO)3-OH-PP-CS2, [^{99m} Tc](CO)3 oxiracetam,[^{125} I] sibutramina , [^{125} I] iodofluoxetina, [^{99m} Tc]fenobarbital (^{99m} Tc-PB), [^{125} I]trazodona (^{125} I-TZ), e [^{125} I] haloperidol (^{125} I-HP)

111.1 Biodistribuição do [⁹⁹ᵐ Tc] piracetam

O comportamento *in vivo* do complexo^{99m} Tc foi avaliado em ratinhos aos 5, 30, 60 e 120 minutos após a injeção intravenosa. O^{99m} Tc-piractam, após uma injeção intravenosa, foi capaz de atravessar a barreira hemato-encefálica, resultando numa absorção cerebral inicial significativa (2,4% aos 5 minutos após a injeção) e numa boa retenção (1,3% aos 120 minutos) observada em ratinhos. O complexo tem uma absorção inicial elevada no sangue, no músculo e no fígado, tal como esperado para um composto lipofílico. A capacidade e a eficácia do composto marcado para utilização como agente de imagiologia cerebral dependem em grande medida do rácio entre a atividade mantida pelo cérebro e a atividade de fundo (atividade sanguínea). O rácio entre o cérebro e o sangue, expresso em percentagem de captação/g de tecidos, foi calculado para o complexo^{99m} Tc-piracetam e considerado igual a 0,6, 1,7, 1,3 e 1,5 aos 5, 30, 60 e 120 minutos após a injeção, respetivamente. Este rácio elevado entre o cérebro e o sangue, devido à elevada depuração sanguínea, torna o piracetam marcado adequado para utilização como agente de imagiologia cerebral. O complexo^{99m} Tc-piracetam é biologicamente estável, uma vez que não foi detetado nenhum pertecnetato livre no estômago.

111.2 Biodistribuição de [⁹⁹ᵐ Tc]histairnue

Os padrões de biodistribuição da [^{99m} Tc]histamina são apresentados nas Tabelas 30. A [^{99m} Tc]histamina foi injectada em ratinhos normais por via intravenosa e distribuiu-se por todos os órgãos e fluidos corporais. Todos os níveis de radioatividade são expressos em percentagem média da dose injectada por grama (% ID/g ± SD).**^{99m}** A Tc-histamina foi eliminada da circulação principalmente através dos rins e da urina (aproximadamente 37,8 % da dose injectada 2 h após a injeção do marcador). A absorção hepática diminuiu acentuadamente com o tempo para a [^{99m} Tc]histamina de 8,11± 0,3, aos 5 minutos, até atingir 1,3 ±0,02 às 4 h. A elevada acumulação de [^{99m} Tc]histamina nos pulmões diminuiu acentuadamente com o tempo de 30,5± 0,2, aos 5 minutos, até atingir 3,5 ± 0,6 às 4 h. Os dados de biodistribuição revelaram uma captação substancial de 7,1 ± 0,12 (% ID/g ± SD) no cérebro aos 5 minutos após a injeção. Após este período, a radioatividade pontual diminuiu para 4,85 ± 0,6 aos 15 minutos após a injeção. A captação cerebral máxima de [^{99m} Tc]histamina (7,1 ±0,12) é superior à dos radiofármacos atualmente utilizados para a imagiologia cerebral,^{99m} Tc-ethyl cysteinate dimer (^{99m} Tc-ECD) e^{99m} Tc- hexamethylpropyleneamine oxime (^{99m} Tc-HMPAO) que têm uma captação cerebral máxima de 4.7 e 2,25 %, respetivamente [Walovitch RC, et al (1989) e Neirinckx RD, et al (1987)], pelo que a [^{99m} Tc]histamina pode ser utilizada com êxito na SPECT cerebral.

III.3 Biodistribuição do [^{99m} Tc]ropinirol

O padrão de biodistribuição do [^{99m} Tc]ropinirole , mostra que: foi injetado em ratinhos normais por via intravenosa e foi distribuído por todos os órgãos e fluidos corporais. Todos os níveis de radioatividade são expressos como dose média injectada por grama (% ID/g ± SD). A elevada absorção de radioatividade no fígado e no intestino indica que a excreção ocorre principalmente através da via hepatobiliar. A captação cerebral de 4,87 (% ID/g ± SD) aos 30 minutos após a injeção. Após este período, a radioatividade pontual diminuiu para 2,45 ± 0,06 e 2,38 ± 0,01 a 1 e 2 h após a injeção, respetivamente. A captação cerebral máxima do radiotraçador 4,87 ± 0,15 é superior à dos radiofármacos atualmente utilizados para imagiologia cerebral,^{99m} Tc-ECD e^{99m} Tc-HMPAO, que têm uma captação cerebral máxima de 4,7% e 2,25%, respetivamente

[84-87]. Além disso, o [^{99m}Tc]ropinirole é estável até 6 horas, enquanto o 99mTc-HMPAO é estável até 30 minutos. Isto indica que o [^{99m}Tc]ropinirole é um melhor agente para a SPECT cerebral do que o^{99m}Tc-HMPAO.

III.4 Biodistribuição do $[^{9m}$ Tc] (Sn)oxiracetam

O comportamento *in vivo* do [^{99m}Tc]oxiracetam foi avaliado em ratinhos aos 5, 15, 30, 60 e 120 minutos após a injeção intravenosa. A Tabela 31 mostra os resultados expressos em % por grama (% ID/grama ± SD) nos órgãos mais relevantes para o complexo. O [^{99m}Tc]oxiracetam, após uma injeção intravenosa, foi capaz de atravessar a barreira hemato-encefálica, resultando numa captação cerebral inicial significativa (5,1 ± 0,13 aos 5 minutos após a injeção) e numa boa retenção (0,9 % aos 120 minutos) observada nos ratinhos. A absorção cerebral máxima de [^{99m}Tc]oxiracetam aos 30 minutos após a injeção foi de 4,2 ± 0,51, considerada superior à da^{99m}Tc-histamina, que tem uma absorção cerebral máxima de 1,4 ± 0,02. A absorção foi reduzida através dos rins, pelo que a excreção ocorreu por via urinária. O complexo tem uma absorção inicial elevada no sangue, no músculo e no fígado, tal como esperado para um composto lipofílico. A capacidade e a eficácia do composto marcado para utilização como agente de imagiologia cerebral dependem em grande medida do rácio entre a atividade mantida pelo cérebro e a atividade de fundo (atividade sanguínea).

O rácio entre o cérebro e o sangue, expresso em percentagem de captação/g de tecidos, foi calculado para o complexo [^{99m}Tc]oxiracetam e considerado igual a 0,20, 0,27, 0,32, 0,34 e 0,15 a 5, 15, 30, 60 e 120 minutos após a injeção, respetivamente Figura 68. Este rácio elevado entre o cérebro e o sangue, devido à elevada depuração sanguínea, torna o oxiracetam marcado adequado para utilização como agente de imagiologia cerebral. O complexo^{99m}Tc-oxiracetam é estável do ponto de vista biológico, uma vez que não foi detectado nenhum pertecnetato livre no estômago.

III.5 Biodistribuição do $[m'Tc]$ bioquina-HMPAO

Os estudos de biodistribuição em ratos Balb/c machos saudáveis expressos como a dose injectada por grama de valores de percentagem de tecido (% ID/g). Não foram observadas alterações significativas na % ID/g de tecidos no coração, pulmão, fígado, estômago, baço, pâncreas, músculo, testículo, próstata, gordura, tiroide e cabeça. Examinando os resultados da biodistribuição, verifica-se que o BH radiomarcado tem valores de captação relativamente elevados na bexiga urinária, no intestino delgado e no intestino grosso de ratinhos machos. Foi demonstrado que a via metabólica do complexo [^{99m}Tc]BH em ratinhos Balb/c se processa através das vias urinária e intestinal; no entanto, a baixa depuração das actividades é feita através da via hepatobiliar. A absorção do BH radiomarcado nas regiões do cérebro do ratinho foi rápida, assim como a sua eliminação, com uma margem no hipocampo. As actividades de captação observadas foram moderadamente baixas e estáveis durante o período de estudo para o cerebelo, a medula pons, o striatum e o hipotálamo. Para além dos órgãos, foram observados valores de captação mais baixos que se alteraram ao longo do tempo no córtex temporal (córtex T.), mesencéfalo, córtex frontal (córtex F.) e hipocampo. Os valores de captação do córtex T. e do córtex F. têm um comportamento semelhante, tendo sido observada uma diminuição dependente do tempo durante o período de estudo. Embora tenha sido observado um aumento dependente do tempo para o cérebro médio durante o período de estudo, não foram observados valores de captação significativos; com um máximo aos 120 min (5,73 ± 1,84). Quando abordámos o hipocampo, os valores de captação para 5, 30, 60, 120 min % ID/g foram 4,90 ± 1,08, 9,50 ± 0,40, 4,70 ± 1,21, 3,33 ± 1,07, respetivamente. Observou-se um valor máximo aos 30 minutos para o hipocampo entre as regiões cerebrais e outros órgãos, exceto a via de excreção. O valor de absorção do hipocampo foi consideravelmente elevado em todas as regiões e órgãos do cérebro. A atividade sanguínea foi de 3,03 e 2,41 aos 5 e 60 minutos e diminuiu para 1,48 e 0,98 aos 30 e 120 minutos, respetivamente. Os valores de captação no hipocampo foram de aproximadamente 5 % durante o estudo, tendo aumentado duas vezes entre 5 e 30 minutos. Este aumento foi independente da diminuição do sangue de 3,03 para 1,48; 5 min a 30 min. A perda de memória, que é uma das principais características da doença de Alzheimer, está associada à perda de plasticidade sináptica induzida pelo amiloide beta (Ab), como a potenciação a longo prazo (LTP) no hipocampo. Os derivados de quinolina radioiodados, que são moléculas lipofílicas neutras que atravessam a BHE, têm uma rápida depuração no sangue e uma rápida absorção e depuração no cérebro normal de ratinhos. Devido às características supramencionadas, é possível que o BH marcado com[99m] Tc demonstre potencial de diagnóstico no cérebro, especialmente no hipocampo, o que é importante para o diagnóstico da doença de Alzheimer, e este potencial pode ser melhorado com novas investigações [88-95].

111.6 Biodistribuição do [9m Tc] (Na2S2O4) oxiracetam

A tabela 32 mostra que o radiomarcador, o complexo [99m Tc]oxiracetam, foi distribuído biologicamente como indicado na tabela 1. Foram calculadas as % de doses injectadas por grama (% ID/g) aos 5, 15, 30 e 60 minutos após a injeção (p.i.). O complexo [99m Tc]oxiracetam apresentou uma % inicial de absorção cerebral (7,88 ± 0,13 aos 5 minutos p.i.), que continuou a aumentar e a registar uma boa retenção no cérebro, atingindo 9,55 ± 0,19% aos 15 minutos p.i.. Estes resultados indicam que a capacidade do complexo [99m Tc]oxiracetam para afinidade dos receptores cerebrais (AMPA). É importante mencionar que: a utilização de um agente redutor diferente, como o ditionito de sódio, como um novo agente redutor, é um bom procedimento que resulta num complexo estável (in-vivo/in-vitro), fornecendo assim uma solução para o problema da baixa estabilidade do complexo e da interferência do óxido estanoso coloidal quando se utiliza cloreto estanoso. Por conseguinte, a comparação entre o complexo[99m] Tc-oxiracetam utilizando ditionito de sódio é mais favorável do que o complexo[99m] Tc-oxiracetam utilizando cloreto estanoso, no qual a elevada absorção cerebral foi de 5,1% aos 5 minutos após a injeção, mas no caso do primeiro complexo deu 9,55% aos 15 minutos p.i. devido às razões acima referidas, com uma elevada relação cérebro-sangue Fig. 69. A absorção pelos rins aumentou de 4,11 ± 0,1 % aos 5 minutos p.i. para 11,65 ± 0,19 % aos 30 minutos p.i. e diminuiu para 8,6 ± 1,1 às 1h p.i. Assim, o complexo [99m Tc]oxiracetam é excretado pela via urinária. Os outros órgãos do corpo do [99m Tc]oxiracetam mostraram uma baixa acumulação de radioatividade durante 1 h p.i. A baixa absorção pelo estômago confirma a estabilidade *in vivo* do complexo. Além disso, a absorção cerebral do complexo [99m Tc]oxiracetam foi superior à de outros agentes como o [99m]Tc (CO)3-DEDT e[99m] Tc(CO)3-5HTIDA, que apresentaram valores máximos de 1,41 e 0,25 % ID/g a 30 min p.i. em ratinhos, respetivamente, e outros agentes como[99m] Tc(CO)3-OH-PP-CS2 e[99m] Tc- HMPAO que apresentaram valores máximos de 0,32 e 3,50 % ID/g a 30 min p.i. em ratos, respetivamente, e também superior ao complexo[99m] Tc-ECD que apresentou um valor máximo de 4,7 % ID/g às 24 horas p.i. em macacos e, finalmente, superior ao complexo[99m] Tc-histamina que apresentou 7,1 % ID/g aos 5 minutos p.i. em ratos. Importa recordar que o complexo [[99m] Tc]oxiracetam (INME) é também superior aos três complexos[99m] TcN (BDTC)2,[99m] TcN (PDTC)2 e[99m] TcN(EOEDTC)2, que têm uma absorção cerebral de 4,86± 0,71 %, 5,07± 0,38 % e 2,09± 0,05 %, respetivamente, aos 5 minutos p.i. em ratinhos.

III.6.1 Resultados da imagiologia por cintigrafia gama

A Fig. 70 mostra que o [[99m] Tc]oxiracetam se concentrou no seu alvo (cérebro) 15 minutos após a injeção, o que está de acordo com os estudos de biodistribuição.

III.6 Biodistribuição de [[99m] Tc]N (BDTC)2([[99m] Tc] nitrdo- bis-(N-butil-ditiocarbamato) , [[9m] Tc]N(PDTC)2 ([[99] "Tc] nitrdo-bis(N-propil dithio carbamato), [[9m] Tc]N(EOEDTC)2 ([[99] mTc] nitrdo- bis(2-etoxietil ditiocarbamato), [[9m] Tc]N-piracetam, [[9m] Tc]N-histamina

Podemos tomar como exemplos a [[99m] Tc]N-histamina e o [[99m] Tc]N-piracetam:

A) Caracterização da histamina ditiocarbamato

A estrutura química do ditiocarbamato de histamina (fórmula molecular, [$C_6H_8N_3S_2$],) foi confirmada pelo seguinte: A espetrometria de massa mostra um pico de ião molecular a m/z 154,19 [M-S] que foi observado como em muitas literaturas [96-100]. A análise elementar calculada foi C 38,70; H 4,30 e N 22,58%. Os resultados obtidos mostraram: C 38,69; H 4,25 e N 22,59%. O espetro de infravermelhos (υ, cm^{-1}) apresenta bandas em 3280 (-NH); 3200 (-NH); 3080 (C-H aromático); 2925 (C-H alifático), 968 (C=S), 1495 (C-N). A sua[1] HNMR: δ ppm (DMSO-d6) mostrou picos a δ 2,2 (s, 1H, C-NH alifático) ; δ 2,30 (t, 2H, CH2- CH); δ 2,88 (t, 2H, CH2-NH), 6,9-7,50 (s, 2H, protões aromáticos) e 12,60 (s, 1H, C-NH aromático).

B) <u>***Biodistribuição da [⁹ᵐ Tc]N-histamina***</u>

B) <u>**Biodistribuição da $[^{9m}$ Tc]N-histamina**</u>

A tabela (33) mostra a biodistribuição do complexo $[^{99m}$ Tc]N-histamina em diferentes órgãos e fluidos corporais. Todos os níveis de radioatividade são expressos como dose média injectada em percentagem por grama de tecido (%ID/grama ±S.D). O complexo $[^{99m}$ Tc]N-histamina distribui-se rapidamente no sangue, no fígado, no intestino, nos rins e no coração 5 minutos após a injeção (p i). O complexo foi removido da circulação principalmente através do fígado e dos rins.

Este facto indica que o marcador é excretado através das vias urinária e hepatobiliar. Após 60 minutos, a captação do complexo $[^{99m}$ Tc]N-histamina diminuiu significativamente no sangue, nos ossos, no coração, nos pulmões, nos rins, no intestino e no fígado. A captação no cérebro aumentou de $8,33 \pm 0,19\%$ aos 5 minutos p.i. para $12,0 \pm 0,17\%$ aos 15 minutos p.i. (captação óptima) e foi confirmada por análise de câmara gama (figura 12). Além disso, os rácios cérebro-sangue do complexo $[^{99m}$ Tc]N-histamina foram significativamente elevados, com valores de 1,32, 2,18, 1,80, 1,58 e 1,23 aos 5, 15, 30, 60 e 120 minutos, respetivamente (Fig. 71). A %ID/grama ±S.D publicada para uma série de radiotraçadores cerebrais comuns, por exemplo, $[^{99m}$ Tc]N $(BDTC)_2$, $[^{99m}$ Tc]N $(PDTC)_2$ e $[^{99m}$ Tc]N$(EOEDTC)_2$ mostra uma captação máxima no cérebro de $4,86\pm 0,7$ %, $5,07\pm 0,38$ % e $2,09\pm 0,05$ %, respetivamente, aos 5 minutos p.i. em ratinhos. Além disso, o $[^{99m}$ Tc]N-piracetam apresenta uma absorção máxima no cérebro de $11,2 \pm 0,17$ % da dose/grama injectada a 15 minutos p.i. em ratinhos. Por último, o complexo de $[^{99m}$ Tc]N-histamina apresenta uma absorção máxima no cérebro superior à dos dois principais complexos aprovados de $[^{99m}$ Tc]ECD ($[^{99m}$ Tc]ethylene dicysteine diester) e $[^{99m}$ Tc]HMPAO ($[^{99m}$ Tc]hexamethylpropylene amine oxime) que apresentam uma absorção máxima no cérebro de 4.7 e 2,25%, respetivamente. Estes resultados indicam que o complexo $[^{99m}$ Tc]N-histamina tem um valor % ID/grama ±S.D mais elevado do que estes materiais.

C) ***Resultados da imagiologia por cintigrafia gama***

A figura 72 mostra que o complexo $[^{99m}$ Tc]N-histamina se concentrou no seu alvo (cérebro) com um máximo aos 15 minutos p.i.

A) *Caracterização do ditiocarbamato piracetam*

A formação do ditiocarbamato piracetam [C H N O_{79222}] Sfoi confirmada por espetrometria de massa e análise elementar; onde foi observado um pico de ião molecular a m/z 185.10 [M-S]. A análise elementar calculada foi C 38,71; H 4,15 e N 12,90%. Os resultados obtidos mostraram: C 38,92; H 4,32 e N 12,99%.

B) *Biodistribuição do piracetam*

A biodistribuição do complexo [^{99m}Tc]N-piracetam é apresentada na Tabela 34, na qual o complexo foi injetado em ratinhos normais por via intravenosa e foi distribuído por todos os órgãos e fluidos corporais. Todos os níveis de radioatividade são expressos como dose média injectada em percentagem por grama (% ID/grama ± SD) foi capaz de atravessar a BHE, resultando numa absorção cerebral inicial significativa (13,5± 0,12% aos 5 minutos após a injeção) e numa boa retenção (1,8±0.0002 % aos 120 min) observados em ratinhos que mais do que^{99m} Tc-tricarbonil oxiracetam,^{99m} Tc (CO)$_3$-DEDT,^{99m} Tc(CO)$_3$-5HTIDA e^{99m} Tc(CO)3-OH-PP-CS2 que deram 7.5 %ID/g a 5 min p.i. em ratinhos, 1,41 %ID/g a 30 min p.i. em ratinhos, 0,25 %ID/g a 30 min p.i. em ratinhos e 0,32 %ID/g a 30 min p.i. em ratos. O complexo foi eliminado da circulação principalmente através do fígado e do intestino. O complexo [^{99m}Tc]N-piracetam tem uma elevada absorção inicial no sangue, no músculo e no fígado, tal como esperado devido à sua lipofilicidade. A capacidade e a eficácia do complexo para ser utilizado como agente de imagiologia cerebral dependem em grande medida do rácio entre a atividade mantida pelo cérebro e a atividade de fundo (atividade sanguínea). Assim, o rácio entre o cérebro e o sangue, expresso em percentagem de absorção/grama de tecido. Estes rácios foram de 1,41, 1,96, 1,40, 1,35 e 1,62 aos 5, 15, 30, 60 e 120 minutos após a injeção (% ID/grama), respetivamente, Fig. 73. Os rácios cérebro-sangue do complexo [^{99m}Tc]N-piracetam são significativamente elevados. Isto significa que o complexo [^{99m}Tc]N-piracetam tem uma elevada afinidade de ligação aos receptores AMPA localizados no cérebro.

111.7 Biodistribuição de [^{99m}Tc] (CO)$_i$-DEDT,^{99m} Tc(CO)$_i$-5HTIDA, [^{9m}Tc](CO)$_3$-OH-PP-CS2, e [$^{''m}$Tc](CO)$_i$ oxiracetam

Podemos tomar como exemplo o [^{99m}Tc](CO)$_3$ oxiracetam:

A) Biodistribuição do [^{99m}Tc](CO)$_3$ oxiracetam

A distribuição biológica do complexo^{99m} Tc-tricarbonil oxiracetam (Tabela 35) foi efectuada em ratos albinos suíços machos (20-25 g) por administração intravenosa (I.V.) nas veias da cauda dos ratos. A % de doses injectadas por grama de órgãos ou fluidos (% ID/g) do complexo^{99m} Tc-tricarbonil oxiracetam aos 5, 15, 30, 60 e 120 minutos após a injeção (p.i.). ^{99m}O complexo Tc-tricarbonil oxiracetam demonstrou capacidade para atravessar a BHE com uma % de captação inicial significativa no cérebro (7,5 ± 0,11% a 5 min p.i.), que continuou a apresentar uma boa retenção no cérebro a 15 e 30 min p.i., 6,00 ± 0,11% e 5,11 ± 0,20%, respetivamente. Estes resultados confirmam a capacidade de focalização do complexo^{99m} Tc-tricarbonil oxiracetam no cérebro, com uma boa captação e um tempo de retenção adequado para efetuar o procedimento de imagiologia cerebral. A captação cerebral do complexo^{99m} Tc-tricarbonil oxiracetam foi superior à de outros agentes, tais como:^{99m} Tc (CO)$_3$-DEDT, ^{99m} Tc(CO)3- 5HTIDA,^{125} I-sibutramina ,^{125} I fluoxetina e^{99m} Tc-ropinirole, que apresentaram 1.41 , 0,25 ,3,19 , 1,29 e 4,7% %ID/g a 30min p.i. em ratos, respetivamente, e agentes como^{99m} Tc(CO)3-OH-PP-CS2 e^{99m} Tc- HMPAO que mostraram 0,32 e 2,25 %ID/g a 30min p.i. em ratos, respetivamente, e finalmente mais elevado do que^{99m} Tc-ECD complex que mostrou 4,7%ID/gat 24 hr p.i. em macaco. A baixa absorção pelo estômago confirma a estabilidade *in vivo* do complexo^{99m} Tc-tricarbonil oxiracetam. Os rins e o fígado revelaram uma elevada absorção da radioatividade, 25,80 ± 0,16% aos 30 minutos p.i. e 17,14 ± 0,15% aos 5 minutos p.i., respetivamente, confirmando que a excreção do complexo^{99m} Tc-tricarbonil oxiracetam se processa através dos sistemas renal e hepatobiliar. O complexo^{99m} Tc-tricarbonil oxiracetam revelou uma baixa acumulação de radioatividade noutros órgãos do corpo. A capacidade de focalização biológica do cérebro *in vivo* do complexo^{99m} Tc-tricarbonil oxiracetam apoia os estudos de acoplamento que demonstraram uma elevada afinidade do complexo^{99m} Tc-tricarbonil oxiracetam para o recetor AMPA no cérebro. Tudo isto apoia a ideia de visar o recetor AMPA utilizando o complexo^{99m} Tc-tricarbonil oxiracetam como um novo modelo de radiofármaco para imagiologia cerebral.

III.8 Biodistribuição de[^{99m} Tc]fenobarbital (^{99m} Tc-PB), [^{125} I]trazodona (^{125} I-TZ), e [^{125} I] haloperidol (^{125} I-HP)

Por fim, a partir dos resultados dos estudos de biodistribuição dos três radiofármacos (^{125} I-TZ,^{125} I-HP e^{99m} Tc-PB), concluiu-se que foi possível obter uma maior absorção cerebral dos radiofármacos utilizando uma solução IN ou ME, como se mostra na tabela (36). Além disso, a viscosidade da ME teve um grande impacto na quantidade de compostos marcados no cérebro, uma vez que a quantidade de^{125} I-TZ foi quase três vezes superior à presente em^{125} I-HP. Comparando os valores de absorção cerebral obtidos neste estudo utilizando INS e INME com os radiofármacos IV atualmente utilizados para imagiologia cerebral, tais como^{99m} Tc-ECD e^{99m} Tc-HMPAO, com valores de absorção cerebral de 4,7% para^{99m} Tc-ECD e 2,25% para^{99m} Tc-HMPAO a 30 min, os radiofármacos em estudo mostraram uma percentagem de absorção cerebral mais rápida a 15 min p.i. do que os compostos comercialmente disponíveis. Além disso, os nossos resultados estão em conformidade com dados publicados anteriormente sobre^{99m} Tc-ropinirole,^{125} I-lamotrigina e^{125} I-sibutramina, com valores de absorção cerebral de 2,6±0,12, 2,11±0,18 e 2,81±0.03%, respetivamente, aos 5 min p.i. com percentagens de captação cerebral de 3,1±0,04, 1,73±0,15 e 5,7±0,09%, respetivamente, aos 15 min p.i. e 4,87±0,15, 1,31±0,11 e 3,19±0,07% aos 30 min p.i., respetivamente. É de salientar que, de acordo com as medições da viscosidade, as MEs TZ e HP apresentaram rácios cérebro-sangue mais elevados do que as respetivas soluções. Esse efeito também foi mais proeminente no caso da TZ do que da HP.

Conclusão

Foi obtido um protocolo optimizado para a síntese do complexo [^{99m}Tc]piracetam em condições óptimas de conversão radioquímica (98%). Os estudos de biodistribuição indicaram que o complexo [^{99m}Tc]piracetam tem uma elevada absorção cerebral de 13,5 ± 0,12 % ID/organ aos 5 minutos após a injeção, confirmada por câmara gama. O radiotraçador, o complexo [^{99m}Tc]piracetam, é considerado mais eficaz do que os agentes recentemente descobertos, tais como [^{99m}Tc]histamina, [^{99m}Tc]ropinirole, [^{99m}Tc] (Sn)oxiracetam, [^{99m}Tc] bioquin-HMPAO [^{99m}Tc] BH, [^{99m}Tc] (Na2S2O4) oxiracetam , [^{99m}Tc]N (BDTC)2([^{99m}Tc] nitrdo- bis-(N-butil-ditiocarbamato) , [^{99m}Tc]N(PDTC)2 ([^{99m}Tc] nitrdo-bis(N-propil-ditiocarbamato), [^{99m}Tc]N(EOEDTC)2 ([^{99m}Tc] nitrdo- bis(2-etoxietil ditiocarbamato), [^{99m}Tc]N-piracetam, [^{99m}Tc]N-histamina , [^{99m}Tc] (CO)**3-DEDT**, ^{99m}Tc(CO)**3-5HTIDA**, [^{99m}Tc](CO)3-OH-PP-CS2,

[^{99m}Tc](CO)3 oxiracetam,[^{125}I] sibutramina , [^{125}I] iodofluoxetina, [^{99m}Tc]fenobarbital (^{99m}Tc-PB), [^{125}I]trazodona (^{125}I-TZ), e [^{125}I] haloperidol (^{125}I-HP).

Referências

[1] Perrier AC, Segrè E. J Chem Physiol. 1937; 5:712.

[2] Glasstone S. Sourcebook on Atomic Energy. 3ª ed. Nova Iorque: Van Nostrand Reinhold; 1967:657-8.

[3] Seaborg GR, Segrè E. Phys Rev. 1939; 55:808.

[4] Richards P. In: Andrews GA, Knisely RM, Wagner HN Jr, eds. Radioactive Pharmaceuticals. Oak Ridge, TN: Comissão de Energia Atómica dos EUA; 1965; 155:63.

[5] Harper PV, Lathrop KA, Gottschalk A. In: Andrews GA, Knisely RM, Wagner HN Jr, eds. Radioactive Pharmaceuticals. Oak Ridge, TN: Comissão de Energia Atómica dos EUA; 1965: 335-58.

[6] Jones AG, Davison A. Int J Appl Radiat Isot 1982; 33:867.

[7] Richards P, Steigman J. Subramanian G, Rhodes BA, Cooper JF, Sodd VJ, eds. Radiopharmaceuticals. New York: Sociedade de Medicina Nuclear. 1975; 23:35.

[8] Eckelman W, Richards P. Tc-99m DTPA instantâneo. J Nucl Med. 1970; 11:761.

[9] Steigman J, Eckelman WC. Nuclear Science Series NAS-NS-3204 Nuclear Medicine. Washington, DC. National Academy Press; 1992: 16.

[10] Eckelman WC, Levenson SM. Int J Appl Radiat Isot. 1977; 28:67.

[11] Srivastava SC, Meinken G, Smith TD, et al. Int J Appl Radiat Isot. 1977; 28:83.

[13] Tofe AJ, Francis MD. J Nucl Med. 1976; 17:820.

[14] Burke J. Reunião anual da Associação Farmacêutica Americana; março de 2001.

[15] Loberg MD, Fields AT. Int J Appl Radiat Isot. 1978; 29:167.

[16] Loberg MD, Fields AT. Int J Appl Radiat Isot. 1977; 28:687.

[17] Kaplan E A. Semin Nucl Med. 1979;3:148.

[18] Edwards CL. Semin Nucl Med. 1979;3:186.

[19] Brucer M. A Chronology of Nuclear Medicine (Cronologia da Medicina Nuclear). Heritage, St Louis, Mo; 1990:51.

[20] Myers WG. J Nucl Med. 1979; 20:590.

[21] Brucer, M. A Chronology of Nuclear Medicine (Cronologia da Medicina Nuclear). Heritage, St Louis, Mo; 1990:263.

[22] Blahd WH. Semin Nucl Med. 1979;9:159.

[23] MacIntyre WJ. Proc Soc Exp Biol Med.1950;75:561.

[24] Cassen B, Curtis L. UCLA Rep. 1951;130.

[25] Ingvar, D H. Lassen, N A. The Lancet. 1961;278 (7206): 806.

[26]Ingvar D H, Franzén G. The Lancet.1974 ; 304 (7895): 1484.

[27] Lassen N A, Ingvar D H, Skinh0j E. Scientific American. 1978; 239 (4):62.

[28] Roland P E, Larsen B, Lassen N A, Skinh0j E. Journal of Neurophysiology. 1980; 43 (1): 118-136.

[29] Roland P E, Friberg L. Journal of Neurophysiology. 1985; 53 (5):1219.

[30] Eckerman KF, Endo A. Sociedade de Medicina Nuclear, 2008; 80:2

[31] Cassen B, Curtis L, Reed C, Libby R. Nucleónica. 1951; 9:46.

[32] Newell R, Saunders W, Miller E.Nucleonics. 1952;10:36.

[33] Kuhl DE, Chamberlain RH, Hale J et al. Radiology. 1956; 66:730.

[34] Anger HO. Biol Med Q Rep U Cal Res Lab-3653. 1957;38.

[35] Raiva HO. U Cal Res Lab. 1959; 9640.

[36] Filler A. Nature Precedings.2009.

[37] Sandrone; et al. (2012). Journal of Neurology.2012; 259 (11): 2513.

[38]Sandrone; et al. (2013). Brain. 2013; 137 (Pt 2): 621.

[39] Miller T H. Kruse J E. Médico de família americano. 2005; 72 (8): 1492.

[40] Moya et al. O. European Heart Journal. 2009; 30 (21): 2631.

[41] Silberstein S. D. Neurology.2000; 55 (6): 754.

[42] Lewis D W,Dorbad D. (2000). 2000; Headache. 40 (8): 629.

[43] Health Quality O. Ontario health technology assessment series. 2010; 10 (26): 1.

[44] Thomas DG, Anderson RE, du Boulay GH. Journal of Neurology, Neurosurgery & Psychiatry. 1984; 47 (1): 9-16.

[45] Heilbrun MP, Sunderland PM, McDonald PR, Wells TH Jr, Cosman E, Ganz E . Applied Neurophysiology.1987; 50 (1-6): 143-152.

[46] Leksell L, Leksell D, Schwebel J. 1985; Journal of Neurology, Neurosurgery & Psychiatry. 48 (1): 14

[47] Levivier M, Massager N, Wikler D, Lorenzoni J, Ruiz S, Devriendt D, David P, Desmedt F, Simon S, Van Houtte P, Brotchi J, Goldman S (julho de 2004). Journal of Nuclear Medicine.2004; 45 (7): 1146.

[48] Jeeves M.A. Mind Fields: Reflections on the Science of Mind and Brain (Reflexões sobre a Ciência da Mente e do Cérebro). Grand Rapids, MI: Baker Books.1994; p. 21

[49] Eggebrecht AT, White BR, Ferradal SL, Chen C, Zhan Y, Snyder AZ, Dehghani H, Culver JP. NeuroImage. 2012; 61 (4): 1120.

[50] Eggebrecht AT, Ferradal SL, Robichaux-Viehoever A, Hassanpour MS, Dehghani H, Snyder AZ, Hershey T, Culver JP. Nat Photonics. 2014; 8: 448

[51] Smith Kerri. Notícias da Natureza. Grupo de Publicações Nature. Recuperado em 2008-03-05.

[52] Keim B. Wired News. Condé Net. Recuperado em 2015; 09-16.

[53] Wolters CH, Anwander A, Tricoche X, Weinstein D, Koch MA, MacLeod RS. NeuroImage. 2006; 30 (3): 813.

[54] Ramon Ceon, Haueisen Jens, Schimp f, Paul H. Bio Medical Engineering OnLine. 2006; 5 (1): 55.

[55] Lars-GoranN .   e Hans J. M.   Seattle: Hogrefe &   Huber

Publishers.1999; página 57

[56] Lars-GoranN . e Hans J. M.   Seattle: Hogrefe &   Huber

Publishers.1999; página 60

[57] Sally Satel, Scott O. L. Brainwashed: O apelo sedutor da neurociência sem sentido. Basic Books.2015; ISBN. 978-0465062911.

[58] SanadMH. Jornal de Ciência e Tecnologia Analítica, 2014; 5:23

[59] Amin AM. Sanad MH. Abd-elhalim SM. Radiochemistry. 2013; 55(6): 624

[60] Jun Bo Zhang, XueBin Wang, Chun Jun Tian. Journal of Radioanalytical and Nuclear Chemistry.2007; 273(1):15.

[61] JunBo Zhang, XueBin Wang, Chun Jun Tian. Journal of Radioanalytical and Nuclear Chemistry.2004; 262 (2): 505.

[62] Sanad MH, Naser F. e Ahmed S. M. F. : Radiochim. Ata.2017; 105(9):729.

[63] JunBo Zhang, Gang Luo, XueBin Wang: Journal of Radioanalytical and Nuclear Chemistry.2009; 279 (3):783.

[64] Chang C, Shiau Y, Wang J, Ho S, Kao A: Ann Rheum Dis.2002; 61:774.

[65] Ogasawara K, Ogawa A, Ezura M, Konno H, Suzuki M, Yoshimoto T .J Neuroradiol. 2001;22: 48.

[66] Satpati D, Bapat K, Mukherjee A, Banerjee S, Kothari K, Venkatesh M. App. Rad. Isotops.2006; 64(8):888.

[67] Erfani, M., Hassanzadeh, L., Ebrahimi, S.E.S., Shafiei, M. Iran J. Nucl. Med. 2012;20(1):25.

[68] Neirinckx, R.D., Canning, L.R., Piper, I.M., Nowotnik, D.P., Pickett, R.D., Holmes, R.A., Volkert, W.A., Forster, A.M., Weisner, P.S., Marriott, J.A., Chaplin, S.B. J. Nucl. Med.1987; 28:191.

[69] Motaleb, M.A., El-Kolaly, M.T., Rashed, H.M., Abd El-Bary, A. J. Radioanal. Nucl. Chem.2011; 289:915.

[70] Sanad MH,Marzook E A e EL-Kawy O A. Radiochemistry.2017; X; Z(a):b

[71] Sanad MH ,Sallam Kh M, Salama Dina H. . Radiochemistry.2017; W; Q(r):u

[72] Sanad MH ,Sakr T. M., Abdel-Hamid W H A, Marzook E A . J Radioanal Nucl Chem. 2017; DOI 10.1007/s10967-016-5120-y

[73] Ayfer Y K, Fazilet Z B M, Huseyin E, Volkan T, Emin I M, Perihan U. J Radioanal Nucl Chem.2014,302(1);563

[74] Rhodes, B.A . Semin Nucl Med.1974;4:281.

[75] Alberto R, Schibli R, Egli A, Schubiger AP, Abram U, Kaden TA. J Am Chem Soc. 1998; 120(31):7987-7988

[76] Sanad MH, Borai E. Radiochim Ata.2015; 103:879.

[77] Sanad MH, Shweeta H. J Mol Imag Dyn.2015; 5:119.

[78] Sanad MH, El-Bayoumy ASA, Ibrahim A. A. Radioanal Nucl Chem.2017; 311:1.

[79] Sanad MH, Alhussein AI. Radiochim Ata. 2017; doi.org/10.1515/ract-2017-2804

[80] Ambiente Operacional Molecular (MOE), 2008.10., Chemical

Computing Group Inc., 1010 Sherbooke St. West, Suite #910, Montreal, QC, Canadá, H3A, 2R7. 2013.

[81] Paul, L.: Protonar 3D. Proteins.2009; 75,187.

[82] Naïm, M., Bhat, S., Rankin, K.N., Dennis, S., Chowdhury, S.F., Siddiqi ,I., Drabik, P., Sulea, T., Bayly, C.I., Jakalian, A., Purisima, E.O.: 1. J Chem Inf Model. 2007; 47: 12.

[83] Sayyed MA, tese de mestrado, Cairo (Egipto): Faculdade de Farmácia, Universidade Ain Shams, 2017.

[84] Stahl SM, Essential physicopharmacology, 2nd edn. Cambridge University Press, Cambridge. 2000, pp. 425-434

[85] R. C. Walovitch, T. C. Hill, S. T. Garrity, E. H. Cheesman, B. A. Burgess, D. H. O.'. Leary, A. D. Watson, M. V. Ganey, R. A. Morgan, S. J. Williams, J. Nucl. Med.

1989; 30: 1892.

[86] R. D. Neirinckx, L. R. Canning, I. M. Piper, D. P. Nowotnik, R. D. Pickett,R. A. Holmes, W. A. Volkert, A. M. Forster, P. S. Weisner, J. A. Marriott, S. B. Chaplin, J. Nucl. Med. 1987;28: 191.

[87] Sanad MH, , Ulcerative colitis and peptic ulcer imaging , 1st edn. LAP LAMBERT Academic Publishing, Alemanha. 2017, pp. 1-140.

[88] Roney C, Kulkarni P, Arora V, Antich P, Bonte F, Wu A, Mallikarjuana NN, Manohar S, Liang H-F, Kulkarni AR, Sung H-W, Sairam M, Aminabhavi TM. J Control Release .2005; 108:193.

[89] Schwochau K . Química do tecnécio e aplicações radiofarmacêuticas.2000; 1-460

[90] Dischino DD, Welch JM, Kilbourn RM, Raichle EM. J Nucl Med.1983; 24:1030.

[91] Fritzberg AR, Lyster DM, Dolphin DH. J Nucl Med.1976;17:907

[92] Zhang J-F, Qi J-S, Qiao J-T. Neurobiol Learn Mem.2009; 91:226.

[93] West MJ, Kawas CH, Martin LJ, Troncoso JC (2006) . Ann N Y Acad Sci .2006;908:255.

[94] Nebu A, Ikeda M, Fukuhara R, Komori K, Maki N, Hokoishi K, Shigenobu K, Kikuchi T, Tanabe H. Dement Geriatr Cogn Disord.2001; 12:153.

[95] Roney CA, Arora V, Kulkarni PV, Antich PP, Bonte FJ (2009) Int J Alzheimers Dis. 2009:1-8

[97] Mohini G, Subhajit G, Tapas D, Haladhar D S S B. J Radioanal Nucl Chem. 2016;309:923.

[98] Mingxia Z, Hongyu N, Man F, Shilei L, Jin C.e Chuanmin Q. Molecules.2014; 19:550 .

[99] Xiang L, Aiqin W, Qianqian X, Yu F, Jianping L, Huabei Z, Huaying B. J Radioanal Nucl Chem.2016; 307:1429.

[100] Adrion D, Alessandra B, e Licia U. Arquivos Brasileiros de Biologia e Tecnologia.2002; 45:135.

Lista de figuras

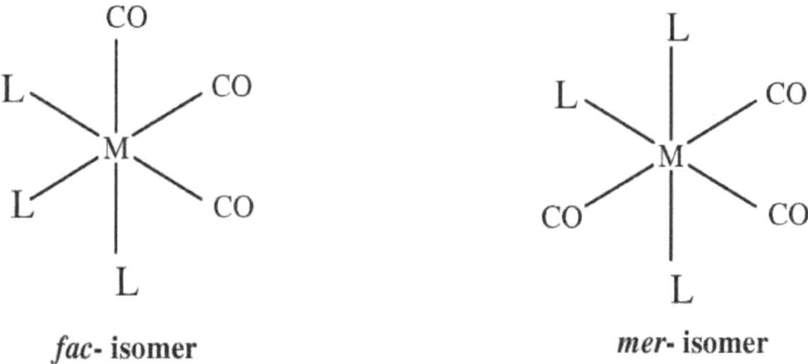

[2,3,4,OH são *ditos*, mas *anti* com o 5 OH]

D-Glucose

fac- isomer   *mer*- isomer

Figura (1) O painel superior mostra a projeção em ziguezague da (D)-glicose, indicando a utilização de descritores *syn* e *anti* para designar a configuração espacial de um grupo relativamente a outro. O painel inferior ilustra os isómeros faciais (*fac*) e *meridionais* (*mer*) de um complexo metálico octaédrico.

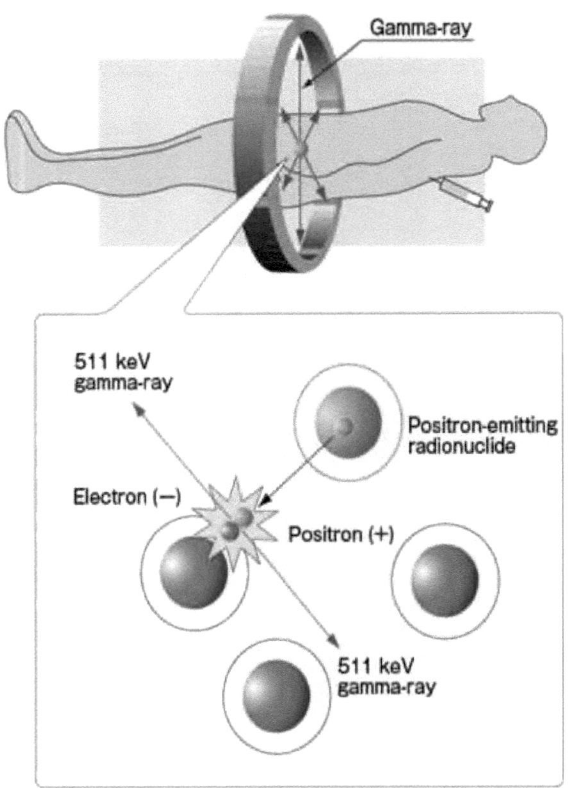

Figura (2): Esquema de um processo de PET scan

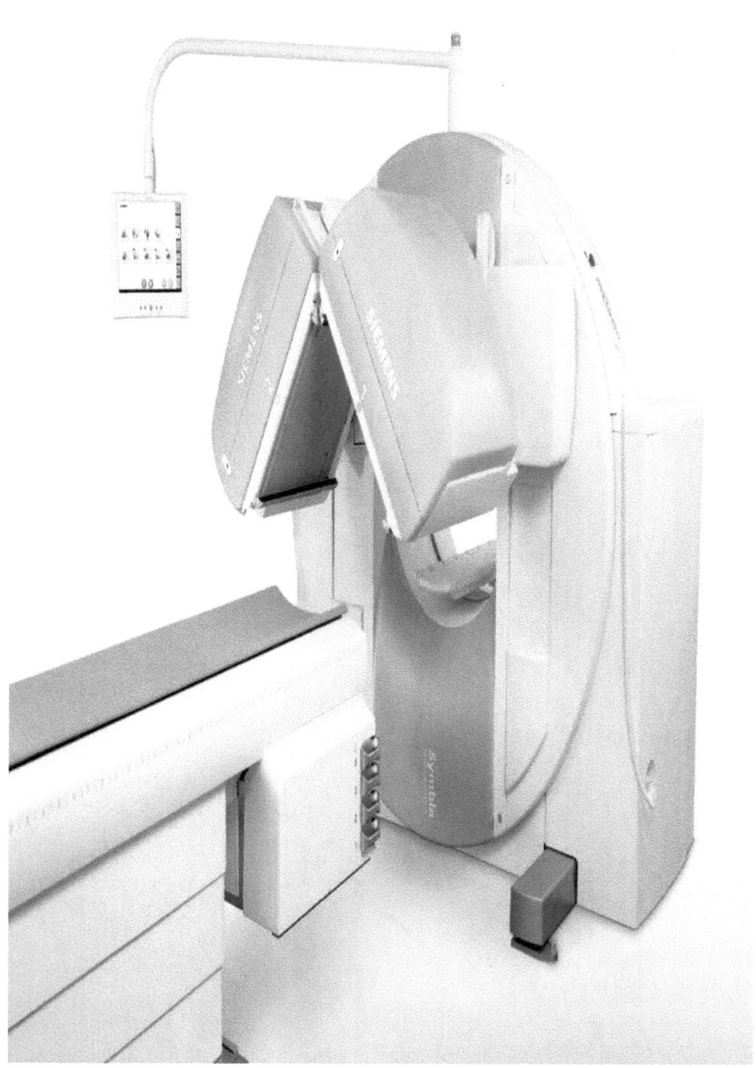

Figura (3): Câmara de cintilação e câmara γ

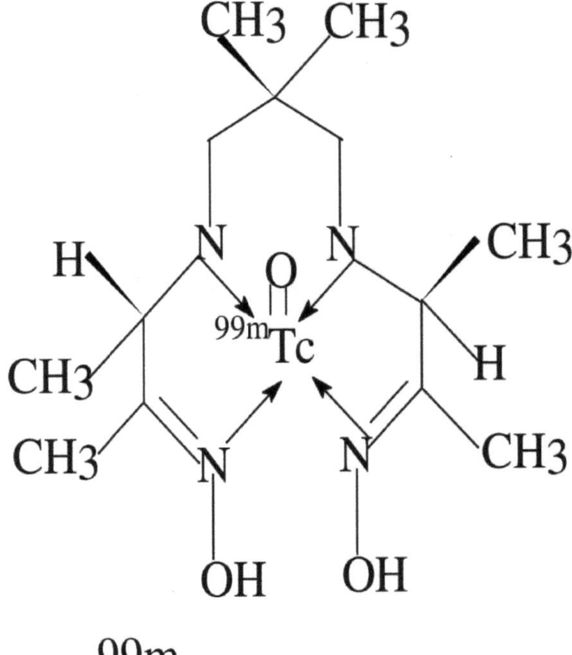

Figura (4): Estrutura do Tc-HMPAO[99m]

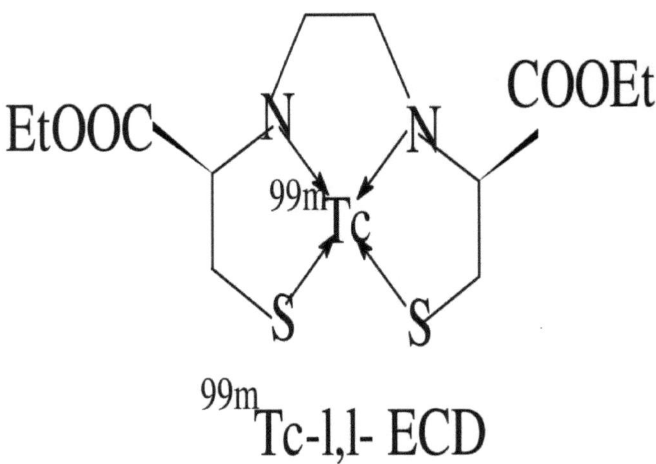

Figura (5): Estrutura do Tc-ECD[99m]

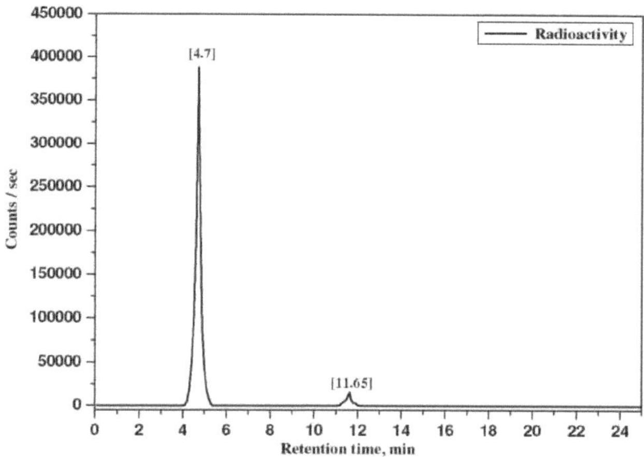

Figura (6): Estrutura da *N-isopropil*-(^{123} I)-p-iodoanfetamina (IMP)

Figura (7): Radiocromatograma de HPLC do precursor [^{99m} Tc]tricarbonilo, com Rt = 4,7 min e Rt = 11,65 min para o [^{99m} Tc]pertecnetato livre.

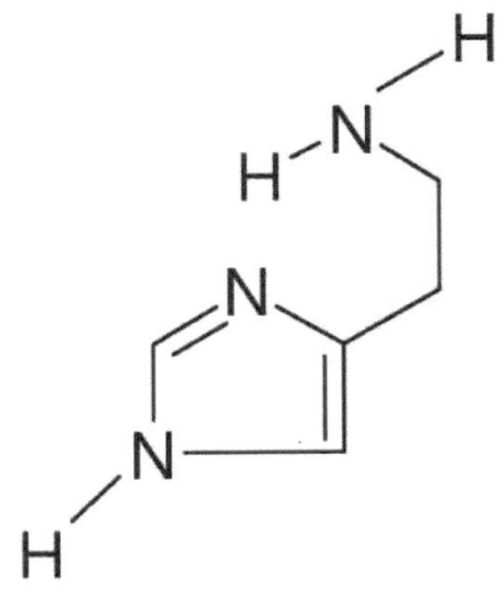

Figura (8): A estrutura química da histamina

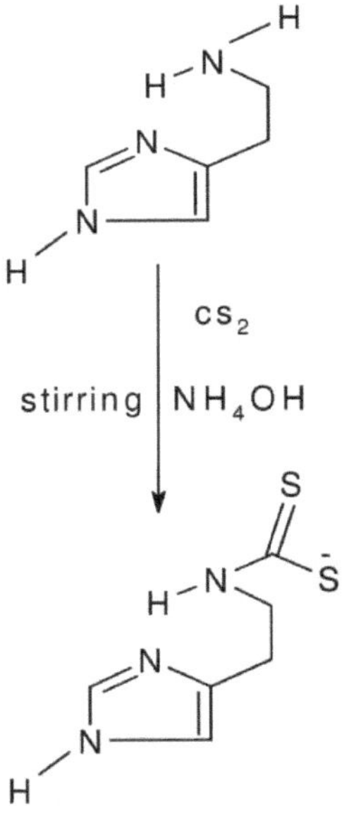

Figura (9): Representação esquemática da síntese do ditiocarbamato de histamina

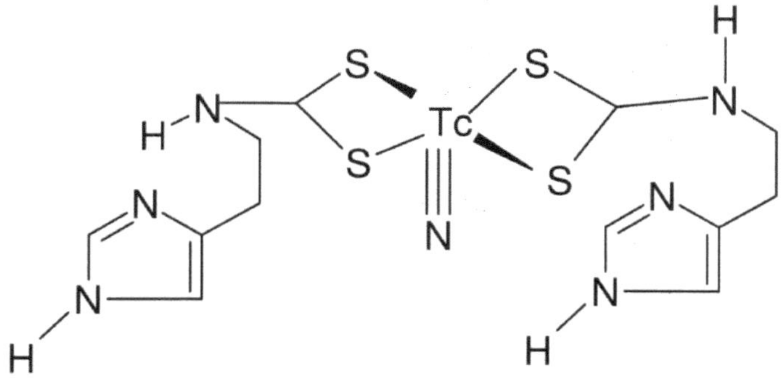

Figura (10): Estrutura da [^{99m}Tc] N-histamina

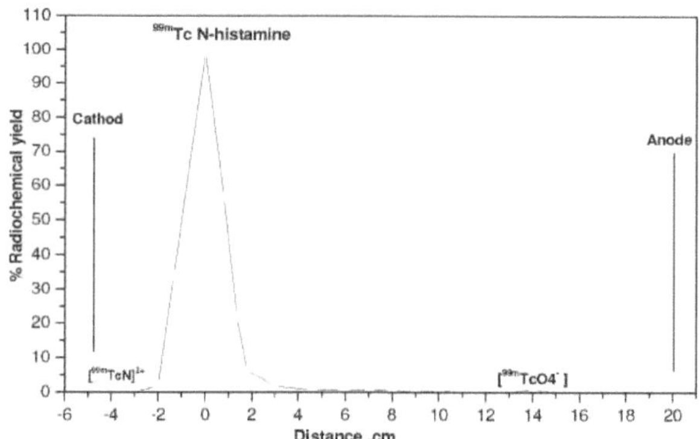

Figura (11): Eletroforese de [^{99m} Tc] N-histamina em condições óptimas, (rendimento médio % ± DP, n = 3).

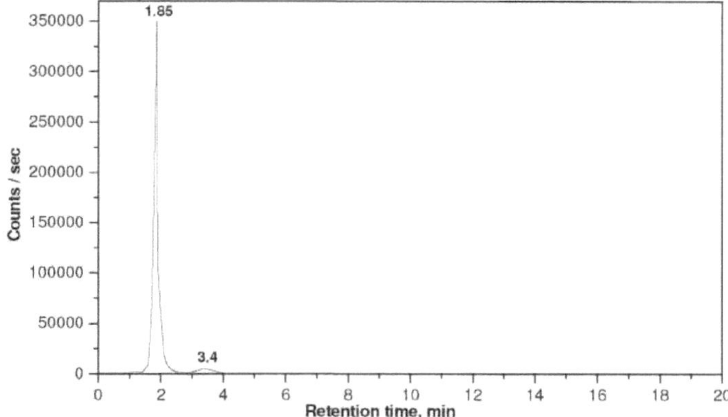

Figura (12): HPLC de[99m] Núcleo de nitreto de Tc >99%, tR =1,85 min, (rendimento médio % ± SD,n = 3).

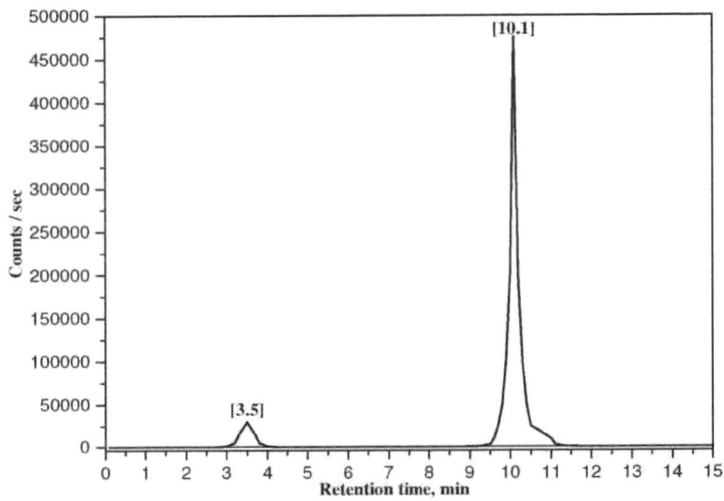

Figura (13): HPLC de [99m Tc] N-histamina >98%, (rendimento médio % ± SD,n = 3).

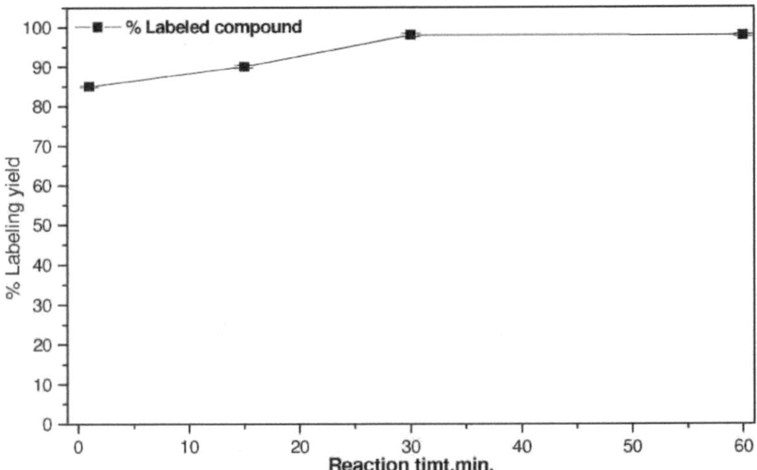

Figura (14): Efeito do tempo de reação na % de rendimento radioquímico do complexo [99m Tc] N-histamina. Condições: 2 mg de histamina, 50 μg de Sn (II), pH 7 e (1-60) min. de tempo de reação, (rendimento médio % ± DP, n = 3).

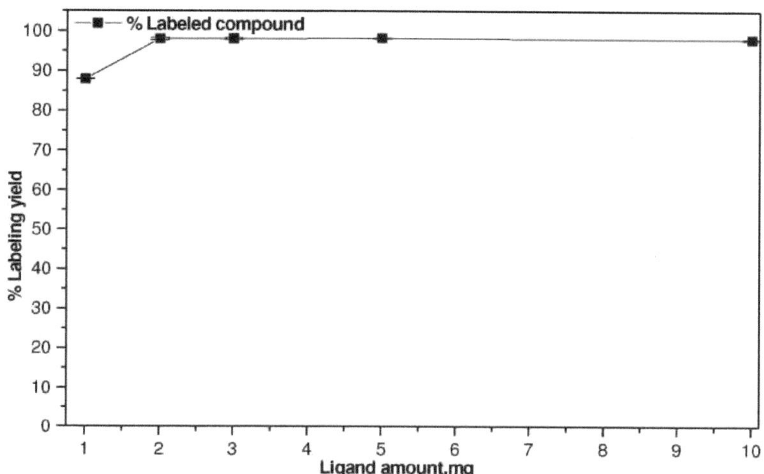

Figura (15): Efeito da quantidade de histamina na % de rendimento radioquímico do complexo [^{99m}Tc] N-histamina. Condições: 1-10 mg de histamina, 50 µg de Sn (II), pH 7 e 30 min. de tempo de reação, (rendimento médio % ± DP, n = 3).

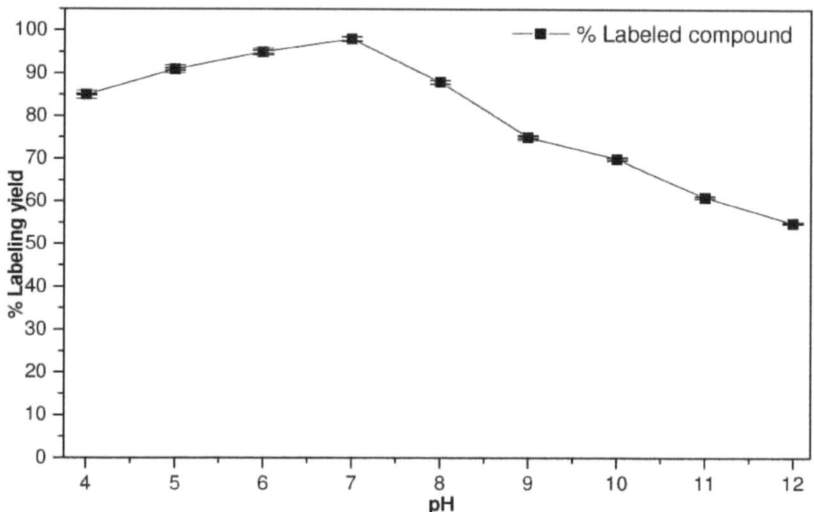

Figura (16): Efeito do pH no rendimento radioquímico do complexo [^{99m}Tc] N-histamina. Condições: 2 mg de histamina, 50 µg de Sn (II), pH (4-12) e 30 min. de tempo de reação, (rendimento médio % ± DP, n = 3).

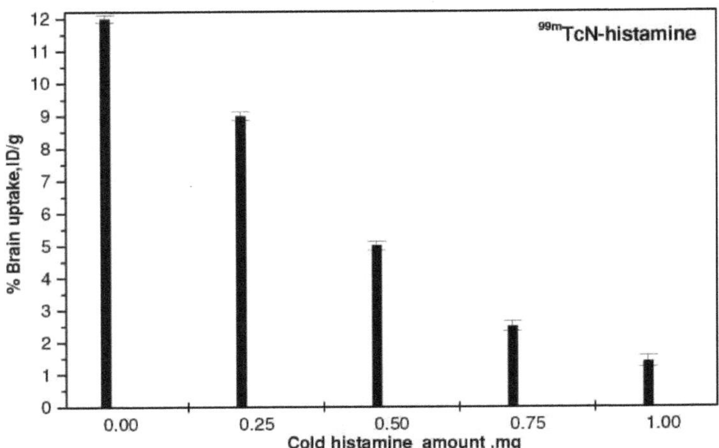

Figura (17): [^{99m} Tc] N-histamina inibição da captação cerebral em ratinhos albinos suíços machos normais 15 min após a injeção (%ID/grama ± SEM, n= 5).

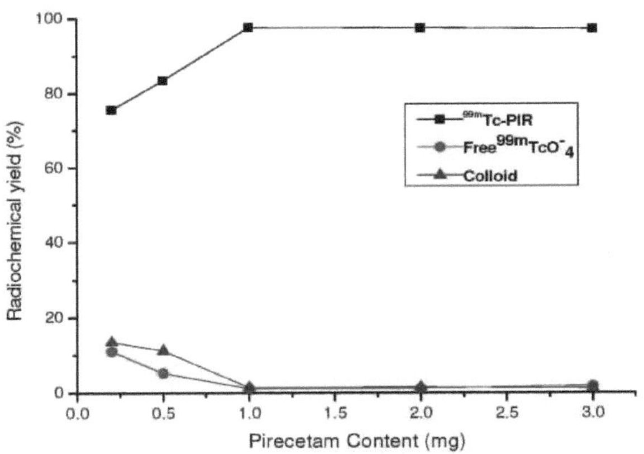

Figura (18): Efeito da quantidade de piracetam no rendimento de marcação do^{99m} Tc-piracetam.Condições: X mg de piracetam, 50µg Sn(II),pH 6 e 30min.de tempo de reação à temperatura ambiente.

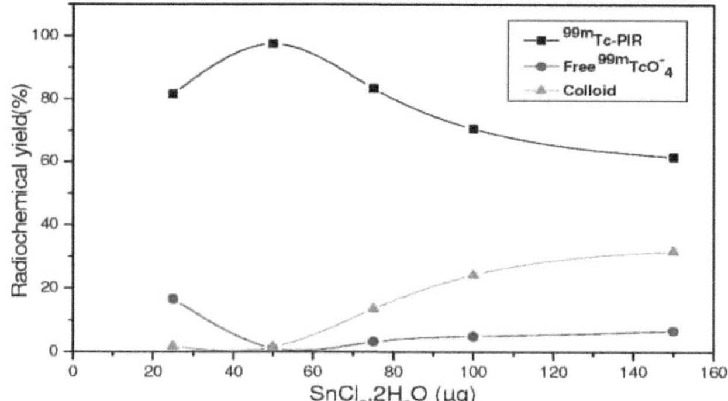

Figura (19): Efeito do teor de Sn(II) no rendimento de marcação do complexo[99m] Tc-piracetam. Condiçõesdmg piracetam,Xµg Sn(II),pH 6 e 30 min. tempo de reação, à temperatura ambiente

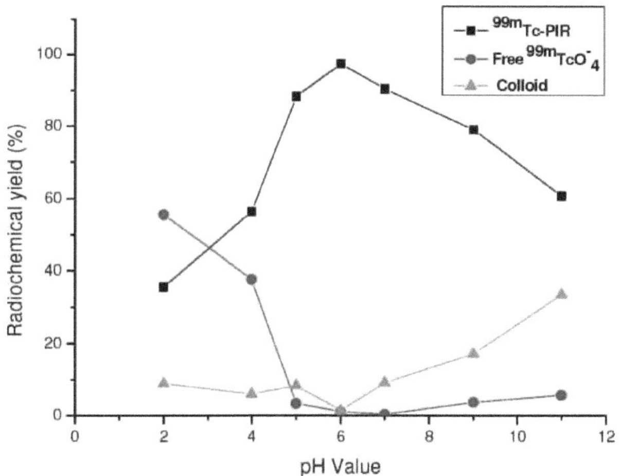

Figura (20): Efeito do pH no rendimento de marcação do[99m] Tc-piracetam Condições: 1 mg de piracetam, 50 µg de Sn (II), pH X e 30 min. de tempo de reação à temperatura ambiente.

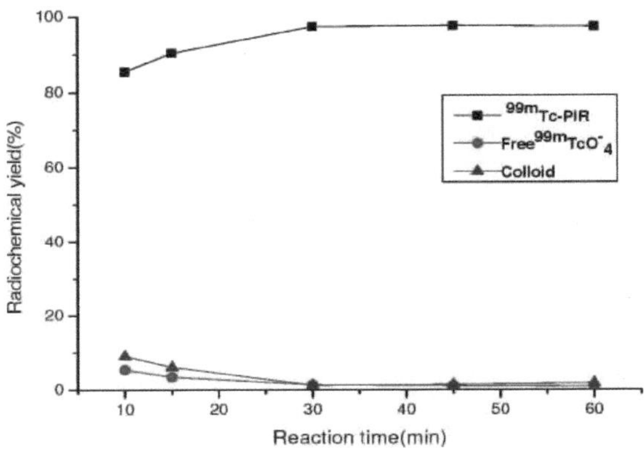

Figura (21): Efeito do tempo de reação no rendimento da marcação do^{99m} Tc - piracetam. Condições: 1mg de piracetam, 50µg de Sn (II),pH= 6, e X min. de tempo de reação à temperatura ambiente.

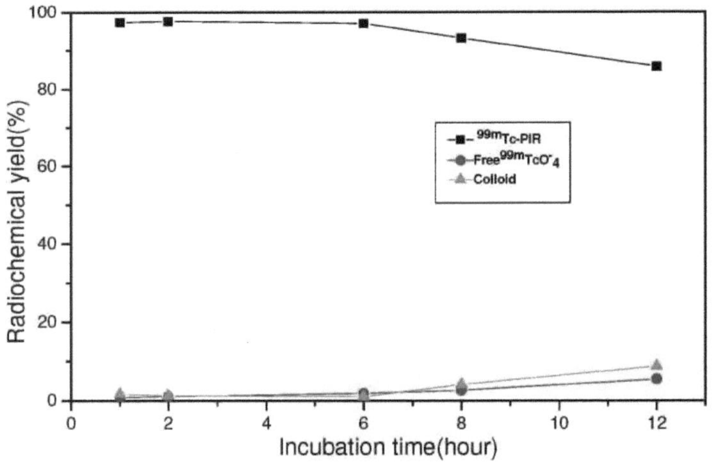

Figura (22): Estabilidade in vitro do^{99m} Tc- piracetam em condições óptimas

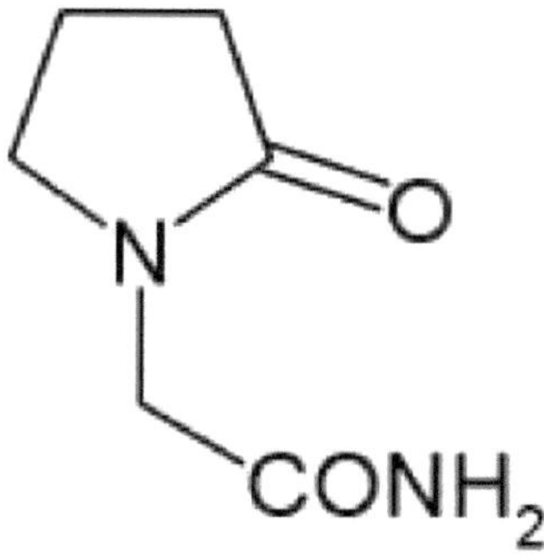

Figura (23): A estrutura química do Piracetam

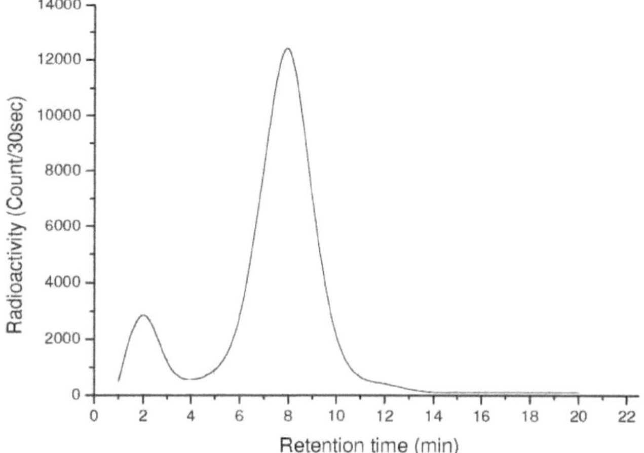

Figura (24): Perfil de eluição do piracetam por cromatografia líquida de alta resolução, separado numa coluna de fase reversa nucleosil (250 mm x 4,6 mm, 5 mm) com um caudal de 1 ml/min.

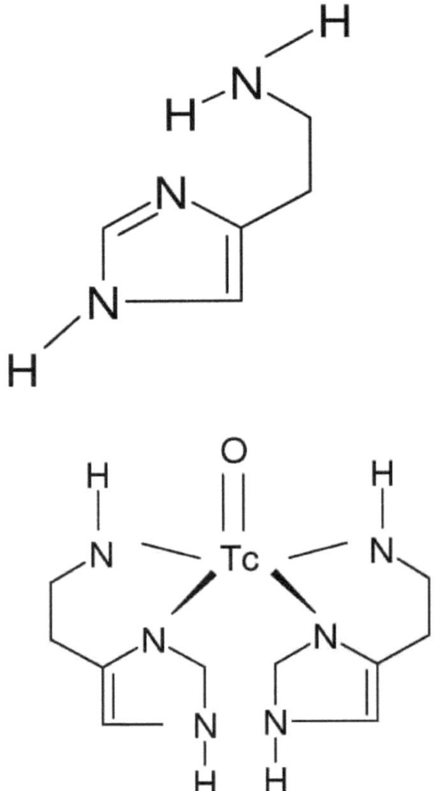

Figura (25): A estrutura química da histamina, estrutura proposta para o Tc-histamina[99m]

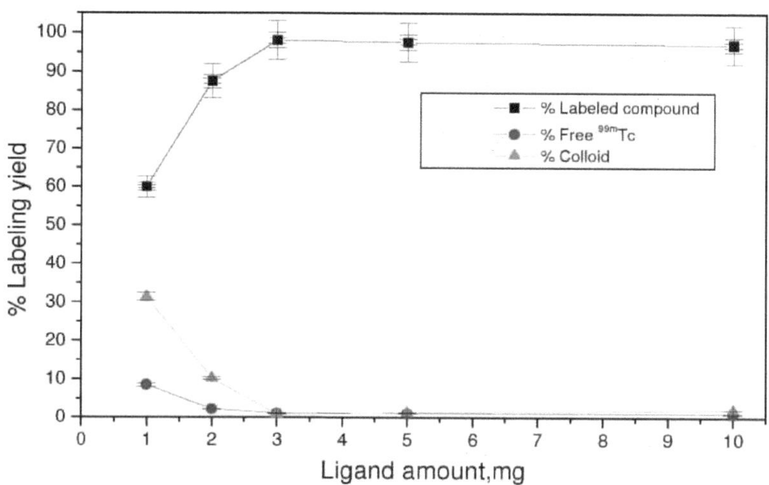

Figura (26): Efeito da quantidade de histamina no rendimento da marcação do complexo^{99m}Tc-histamina. Condições: 1-10 mg de histamina, 50 µg de Sn (II), pH 4 e 30 min. de tempo de reação, n=3.

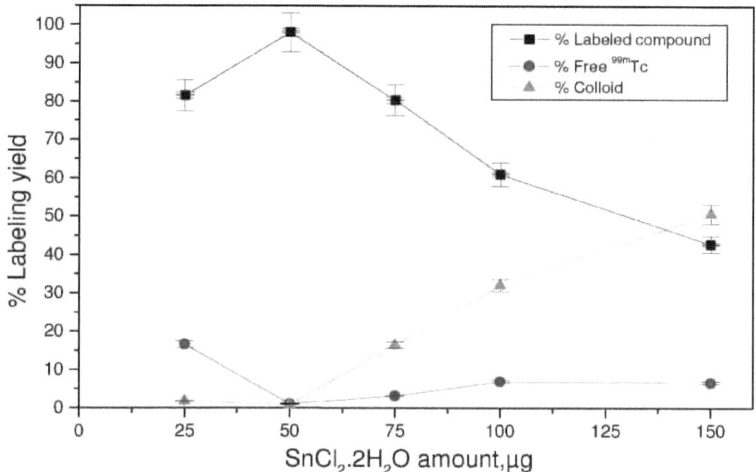

Figura (27): Efeito da quantidade de Sn (II) no rendimento de marcação do complexo^{99m}Tc-histamina. Condições: 3 mg de histamina, 25-150 µg de Sn (II), pH 4 e 30 min. de tempo de reação, n=3.

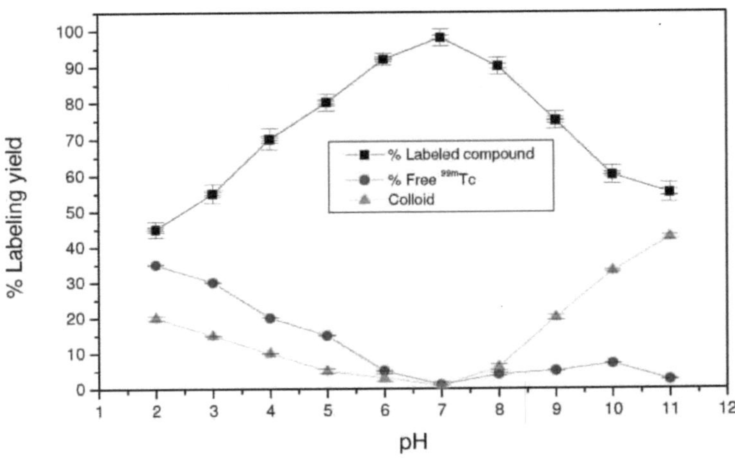

Figura (28): Efeito do pH no rendimento da marcação do complexo^{99m} Tc-histamina. Condições: 3 mg de histamina, 50 µg de Sn (II), pH 2-6 e 30 min. de tempo de reação, n=3.

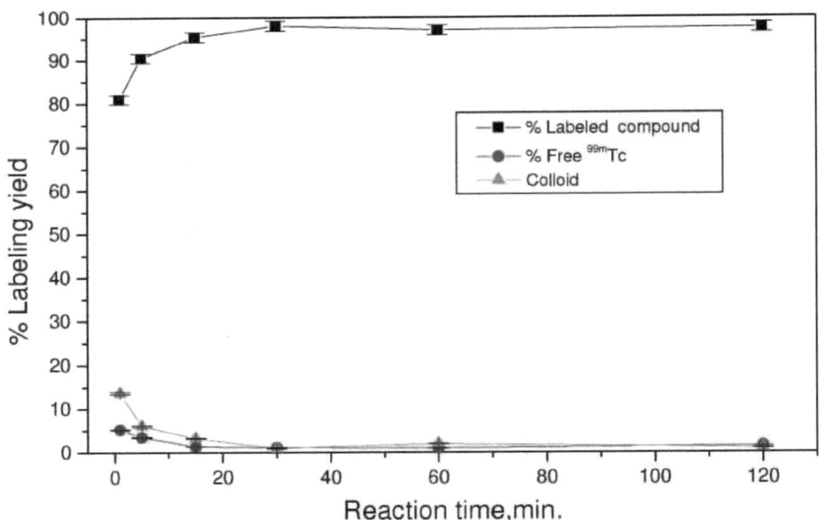

Figura (29): Efeito do tempo de reação no rendimento da marcação do complexo^{99m} Tc-histamina. Condições: 1-360 min. em condições óptimas, tempo de reação, n=3.

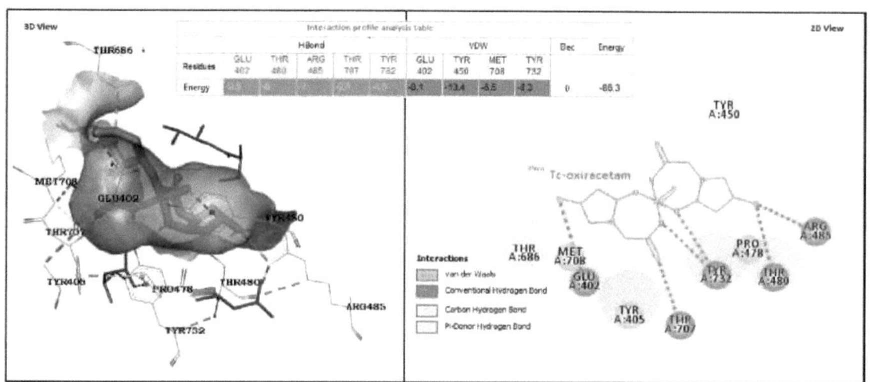

Figura (30): A estrutura do ropinirol

Figura (31): A estrutura proposta para o^{99m} Tc - oxiracetam

Figura (32): Uma ligação óptima do complexo ao recetor com uma energia de ligação total de -86,3 Kcal/Mole

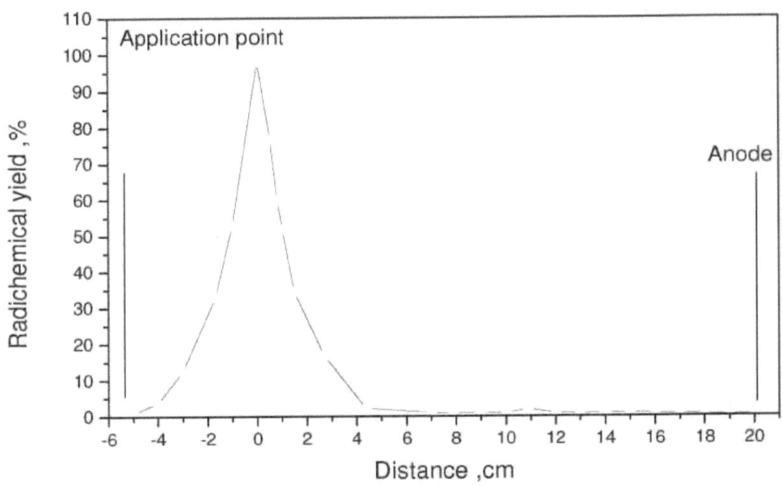

Figura (33): Eletroforese do complexo [⁹⁹ᵐ Tc]oxiracetam em condições óptimas

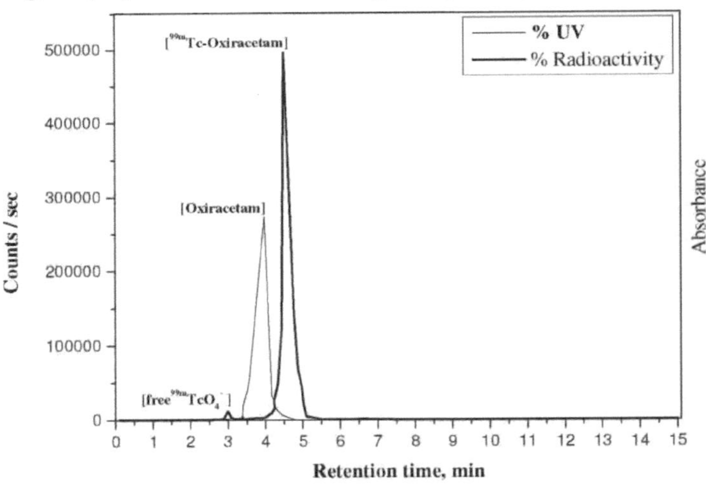

Figura (34): Radiocromatograma de HPLC do complexo[⁹⁹ᵐ Tc]oxiracetam

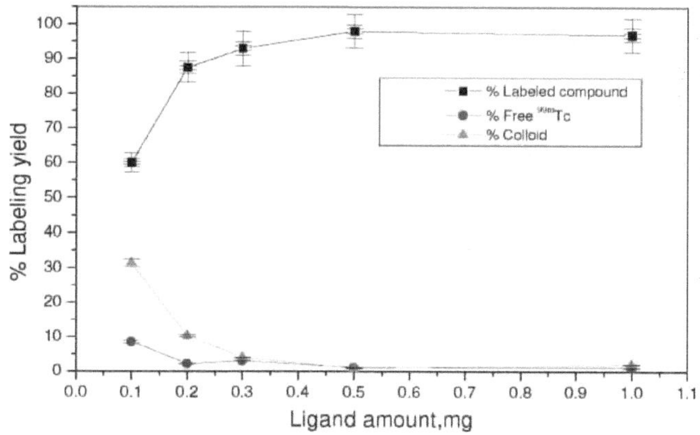

Figura (35): Efeito da quantidade de oxiracetam no rendimento da marcação do complexo [⁹⁹ᵐ Tc]oxiracetam. Condições: 0,1-1 mg de oxiracetam, 50 µg de Sn (II), pH 7 e 30 min. de tempo de reação, n=3.

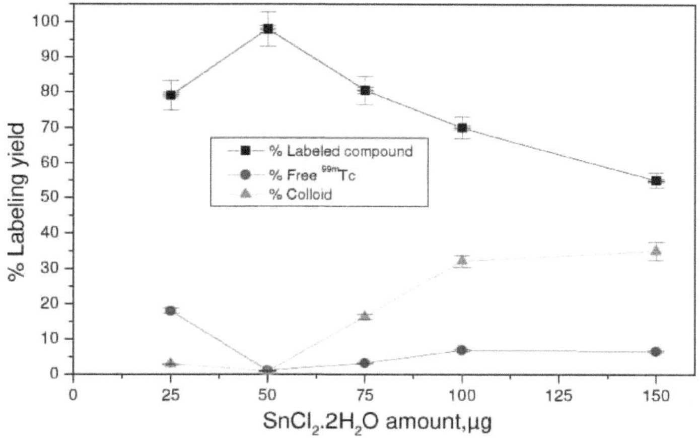

Figura (36): Efeito da quantidade de Sn (II) no rendimento de marcação do complexo [⁹⁹ᵐ Tc]oxiracetam. Condições: 0,5 mg de oxiracetam, 25-150 µg de Sn (II), pH 7 e 30 min. de tempo de reação, n=3.

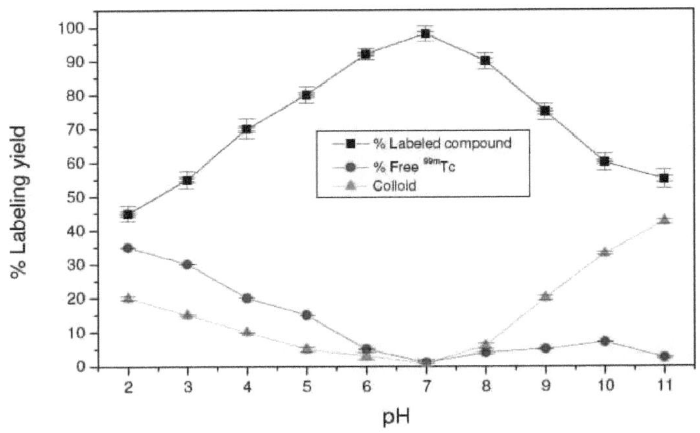

Figura (37): Efeito do pH no rendimento da marcação do complexo [^{99m}Tc]oxiracetam. Condições: 0,5 mg de oxiracetam, 50 µg de Sn (II), pH 2-11 e 30 min. de tempo de reação, n=3.

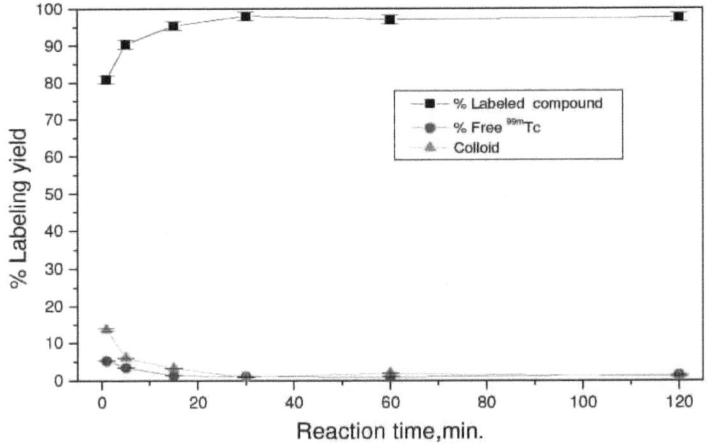

Figura (38): Efeito do tempo de reação no rendimento da marcação do complexo [^{99m}Tc]oxiracetam. Condições: 1-120 min. 0,5 mg de oxiracetam, 50 µg de Sn (II), pH 7 e 30 min. de tempo de reação, n=3.

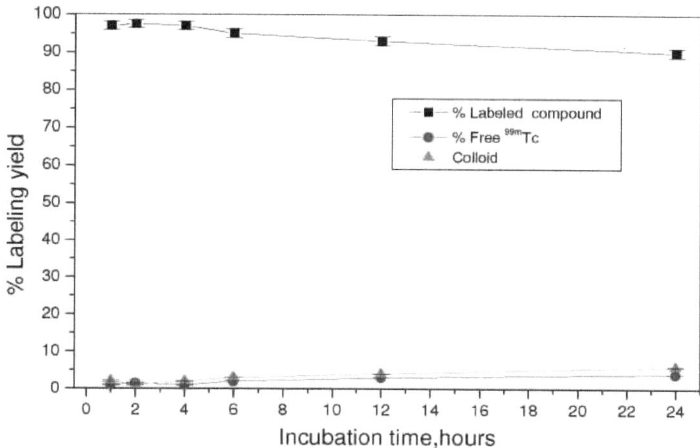

Figura (39): Estabilidade in vitro do [^{99m} Tc]oxiracetam em soro normal em condições óptimas

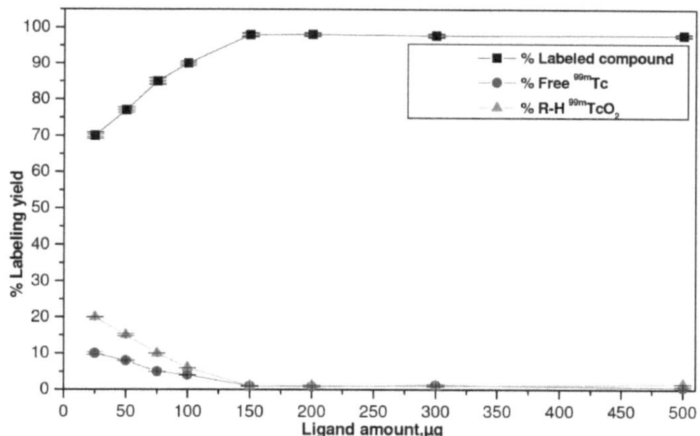

Figura (40): Efeito da quantidade de oxiracetam no rendimento da marcação do complexo^{99m} Tc- oxiracetam. Condições: 25-500 µg de oxiracetam, 20 mg de Na2S2O4**, pH 7 e 30 min. de tempo de reação, n=3.**

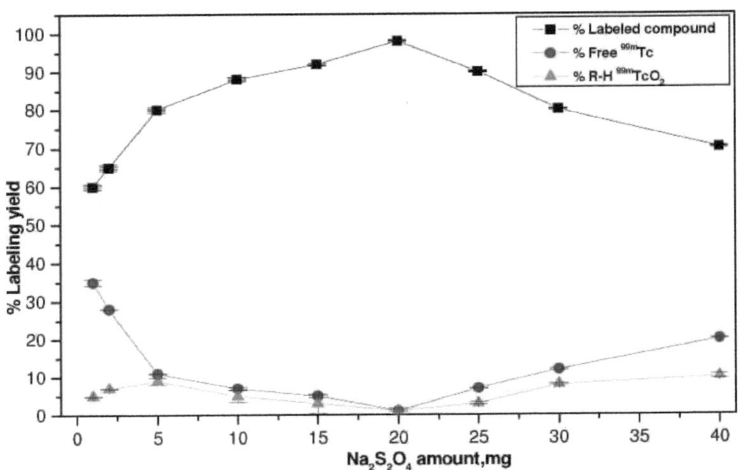

Figura (41): Efeito da quantidade de Na2S2O4 no rendimento de marcação do complexo^{99m} Tc-oxiracetam. Condições: 150 µg de oxiracetam, 1-40 mg de Na2S2O4, pH 7 e 30 min. de tempo de reação, n=3.

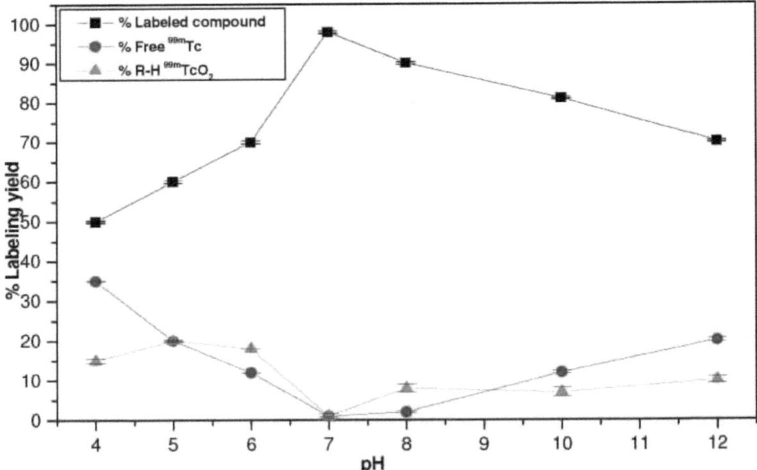

Figura (42): Efeito do pH no rendimento da marcação do complexo^{99m} Tc-oxiracetam. Condições: 150 µg de oxiracetam, 20 mg de Na S O$_{224}$, pH 4-12 e 30 min. de tempo de reação, n=3.

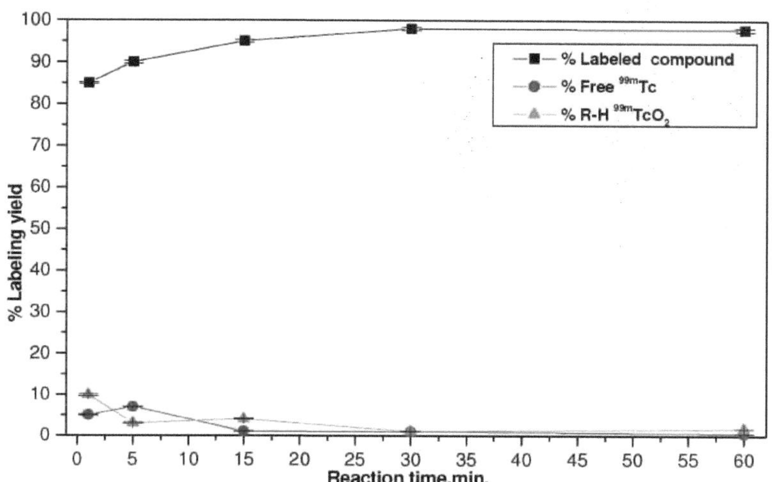

Figura (43): Efeito do tempo de reação no rendimento da marcação do complexo^{99m} Tc-oxiracetam. Condições: 1-60 min. 150 µg de oxiracetam, 20 mg de Na2S2O4, pH 7 e 30 min. de tempo de reação, n=3.

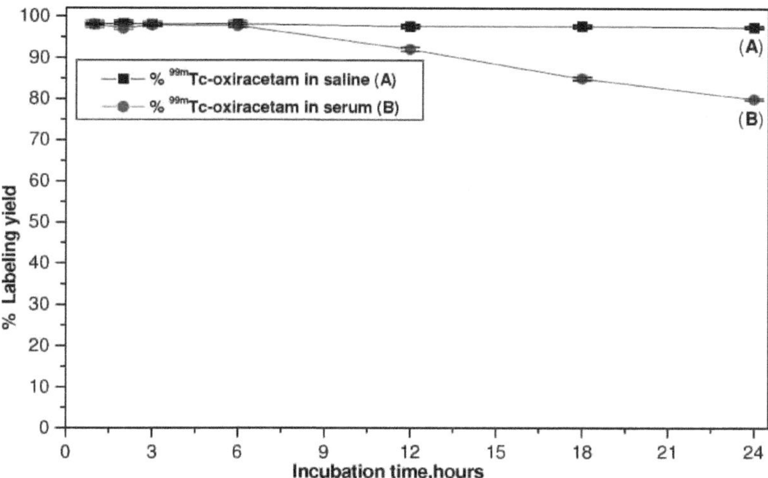

Figura (44): Estabilidade in vitro do^{99m} Tc-oxiracetam em condições óptimas em soro fisiológico (A) e soro (B)

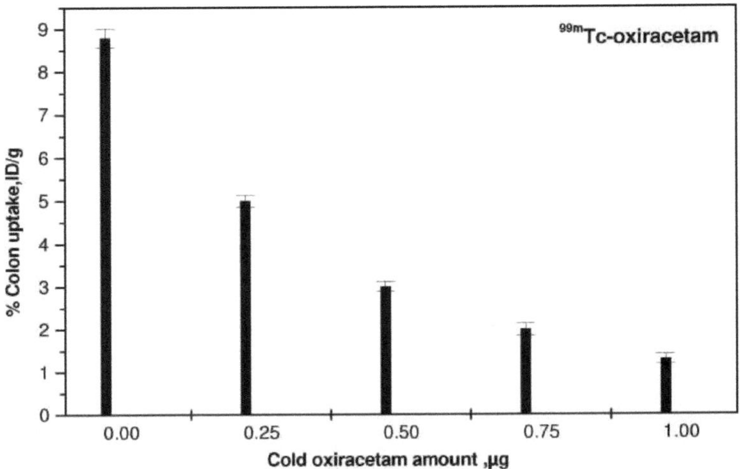

Figura (45):^{99m} **Tc-oxiracetam inhibition brain uptake in normal male Swiss Albino mice at 15 min p.i. (% ID/gram ± SEM, n = 5).**

Fig. (46a): Cloridrato de trazodona (monocloridrato de 2-{3-[4-(3-clorofenil)-1-piperazinil]propil}-1,2,4-triazolo[4,3-a]piridin-3-(2H)-ona).

Fig. (46b): Haloperidol [4-[4-(4-Clorofenil)-4-hidroxi-1- piperidil]-1-(4-fluorofenil)-butan-1-ona].

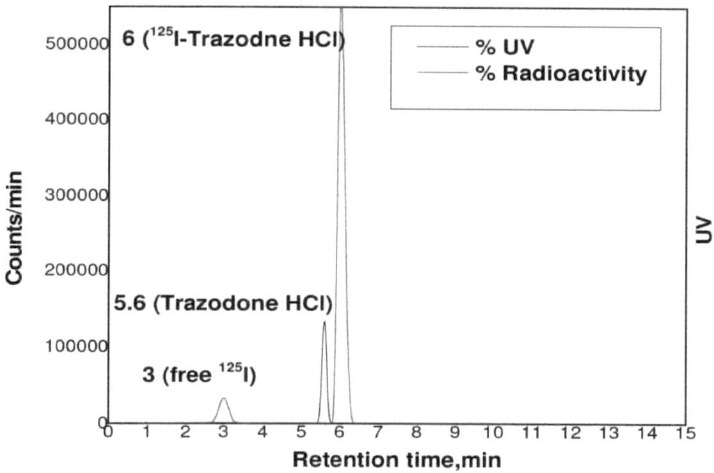

Fig. (46c): Fenobarbital sódico (5-etil-5-fenilpirimidina-2, 4, 6(1H, 3H, 5H)-triona).

Figura (47): Cromatograma de HPLC de TZ e^{125} I-TZ.

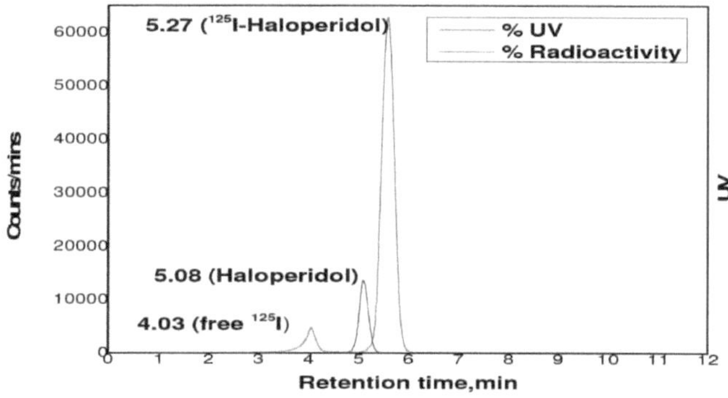

Figura (48): Cromatograma de HPLC de HP e^{125} I-HP.

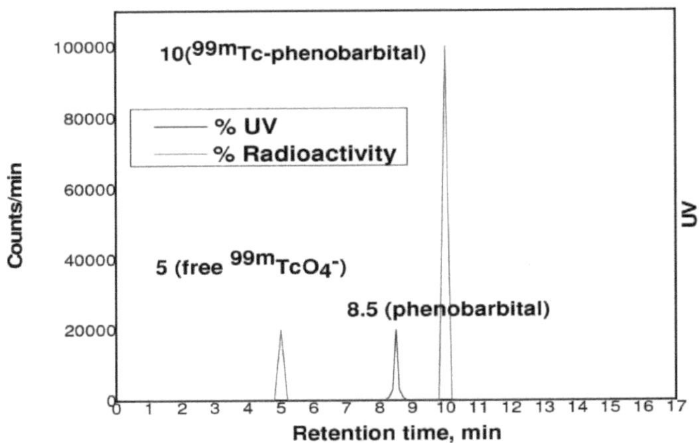

Figura (49): Cromatograma de HPLC do PB e^{99m} Tc-PB.

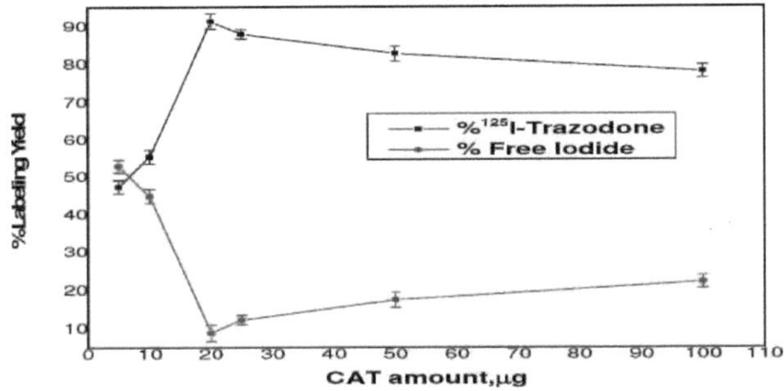

Figura (50): Efeito da quantidade de CAT na percentagem de rendimento de marcação de^{125} I-TZ.

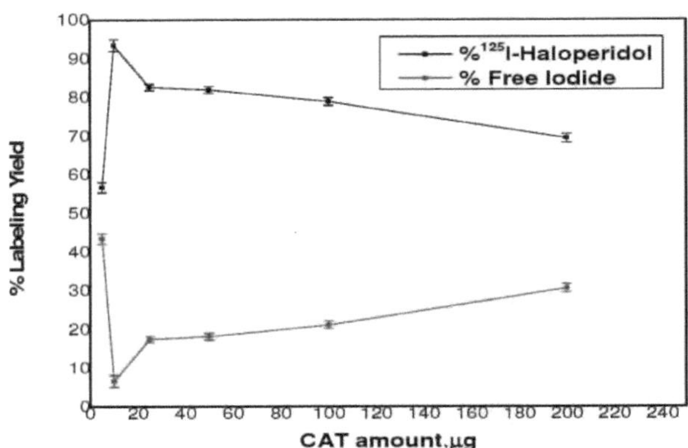

Figura (51): Efeito da quantidade de CAT no rendimento percentual de marcação de^{125} I-HP.

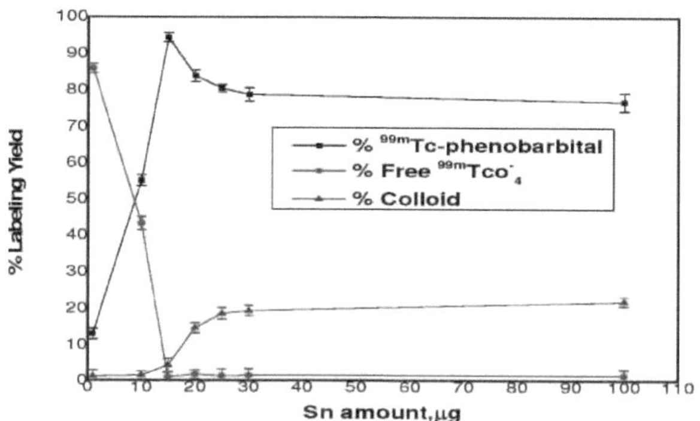

Figura (52): Efeito da quantidade de Sn (II) no rendimento percentual de marcação do complexo^{99m} Tc-PB.

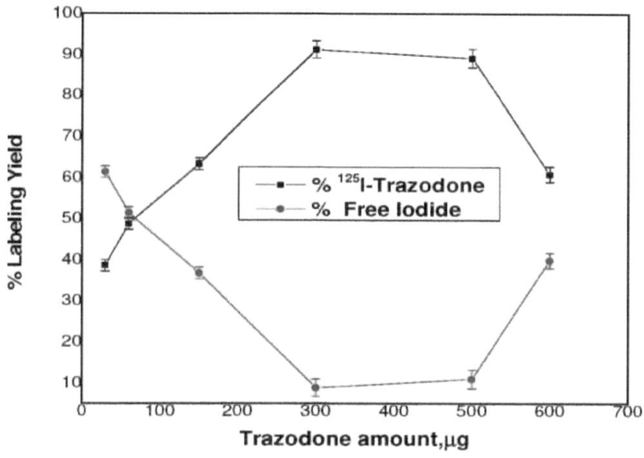

Figura (53): Efeito da quantidade de TZ no rendimento percentual de marcação de^{125} I-TZ.

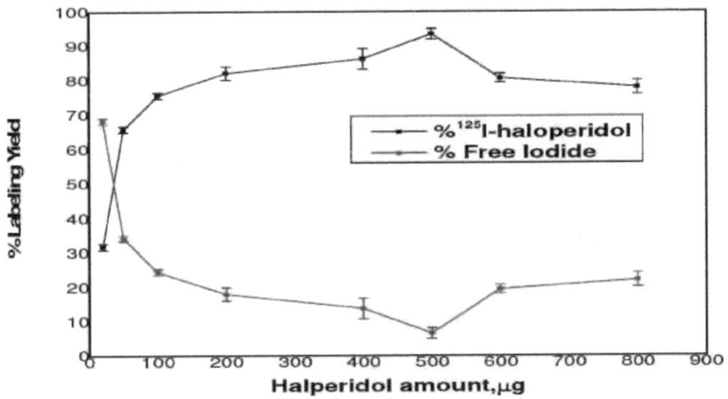

Fig. (54): Efeito da quantidade de HP na percentagem de rendimento de marcação de^{125} I-HP.

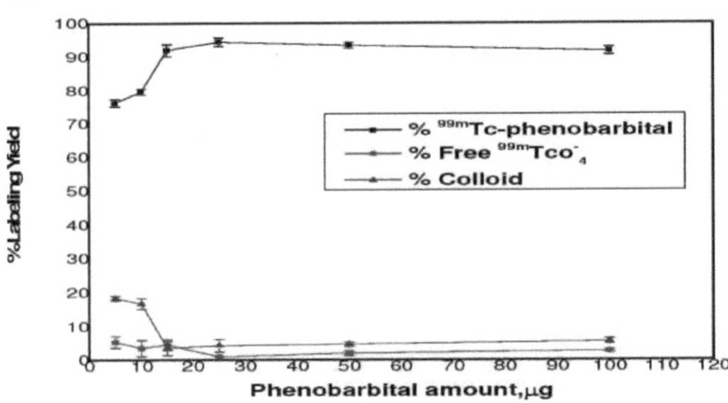

Fig. (55): Efeito da quantidade de PB na percentagem de rendimento de marcação de^{99m} Tc-PB.

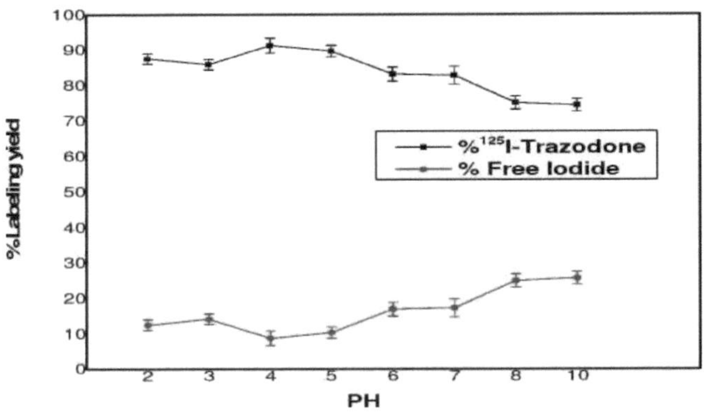

Fig. (56): Efeito do valor de pH no rendimento percentual de marcação de^{125} I-

TZ.

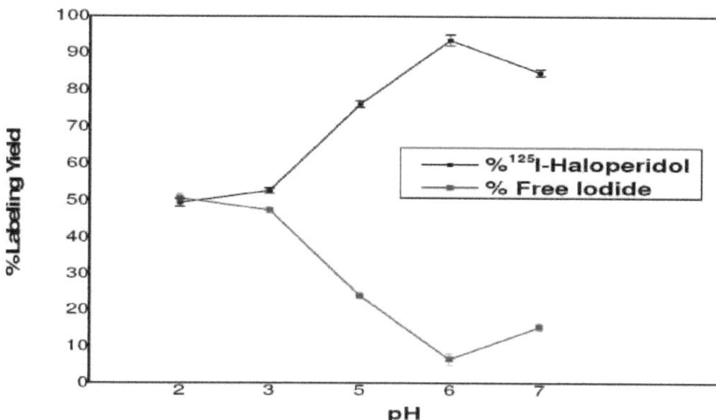

Fig. (57): Efeito do valor de pH no rendimento percentual de marcação de[125] **I-HP.**

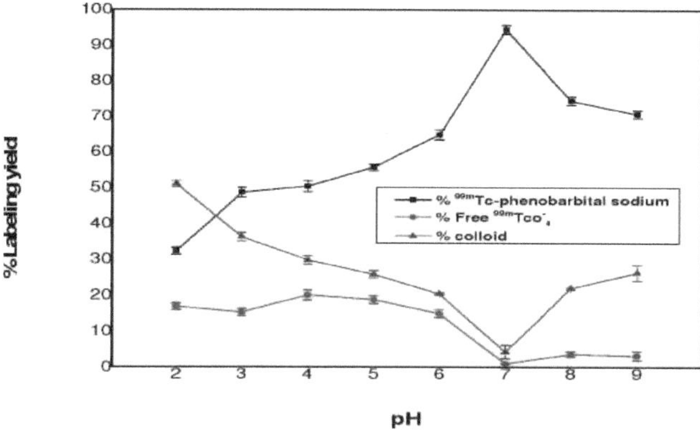

Fig. (58): Efeito do pH da mistura de reação no rendimento percentual de marcação do complexo[99m] **Tc-PB.**

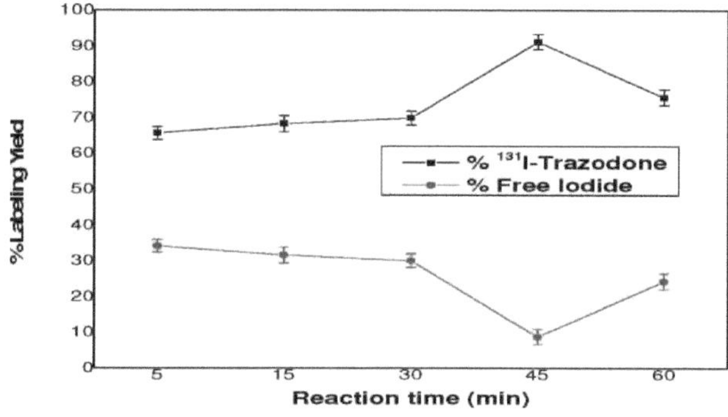

Fig. (59): Efeito do tempo de reação no rendimento percentual de marcação de[125] I-TZ.

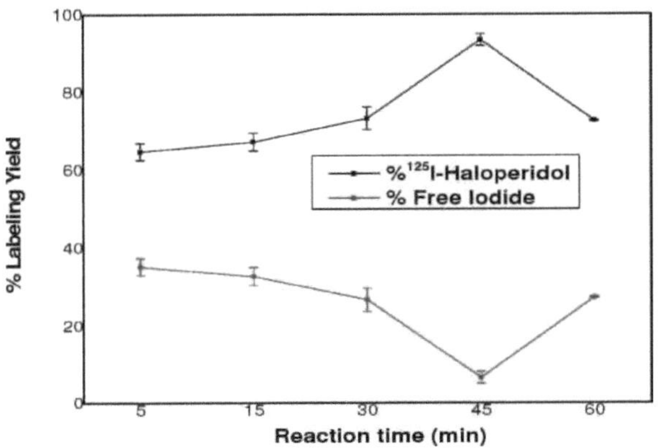

Fig. (60): Efeito do tempo de reação no rendimento percentual de marcação de[125] I-HP.

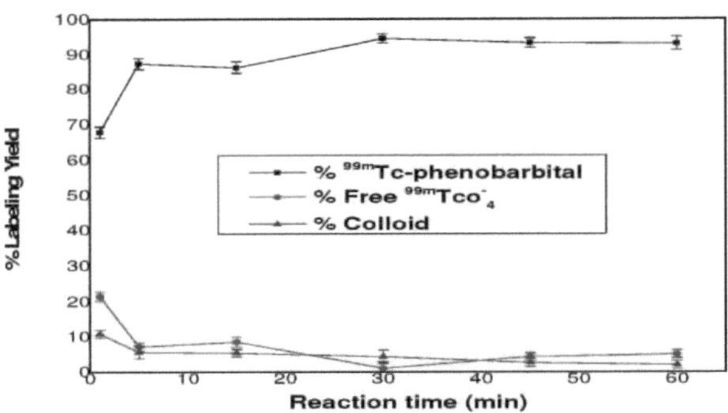

Fig. (61): Efeito do tempo de reação no rendimento percentual de marcação do complexo[99m] Tc-PB.

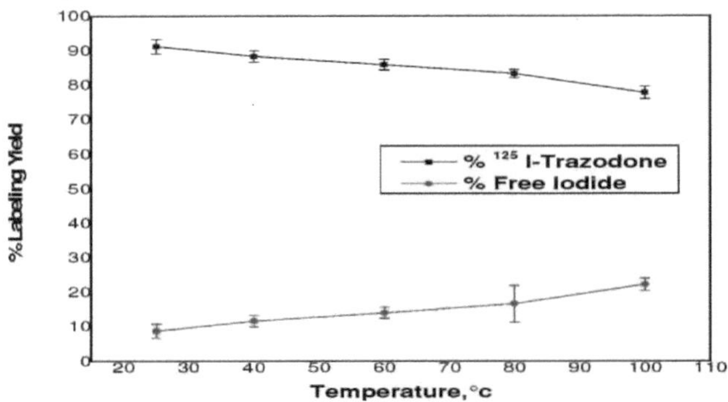

Fig. (62): Efeito da temperatura de reação no rendimento percentual de marcação de^{125} I-TZ.

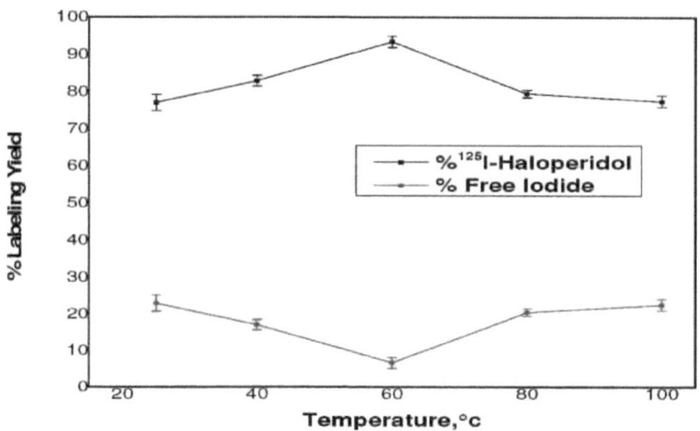

Fig. (63): Efeito da temperatura de reação no rendimento percentual de marcação de^{125} I-HP.

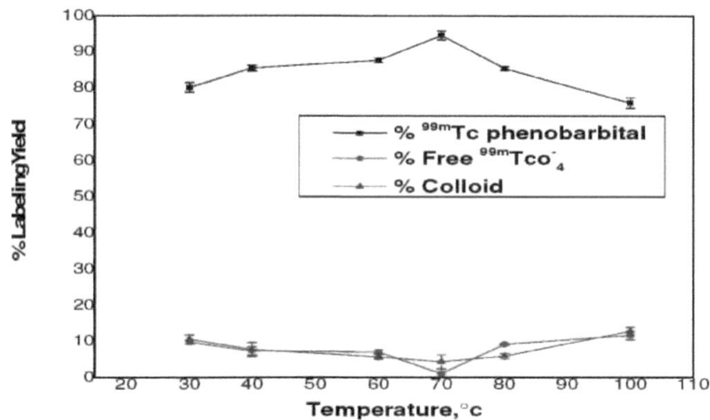

Fig. (64): Efeito da temperatura de reação no rendimento percentual de marcação do complexo^{99m} Tc-PB.

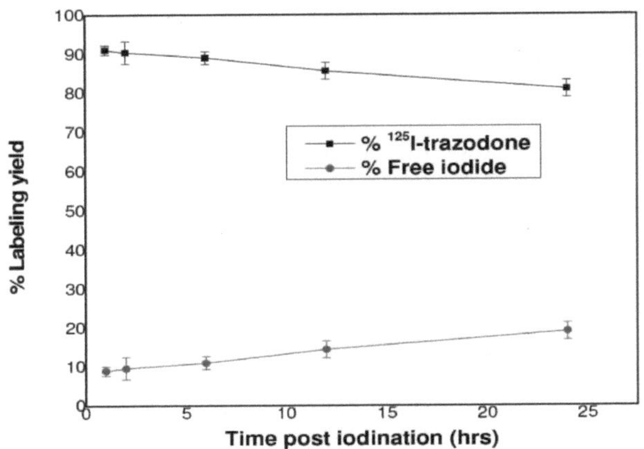

Fig. (65): Estabilidade *in-vitro* de^{125} I-TZ.

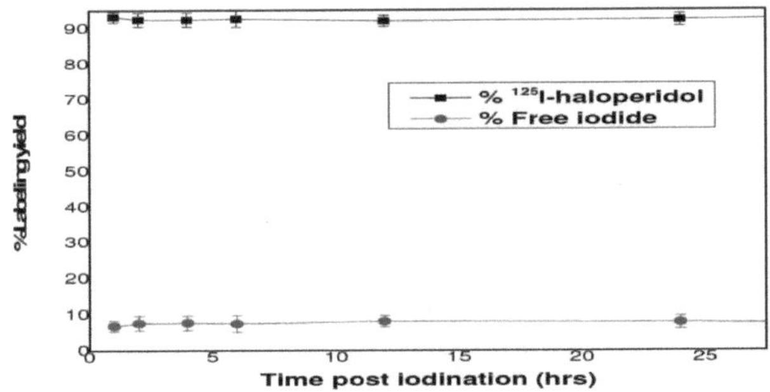

Fig. (66): Estabilidade *in vitro* de^{125} I-HP.

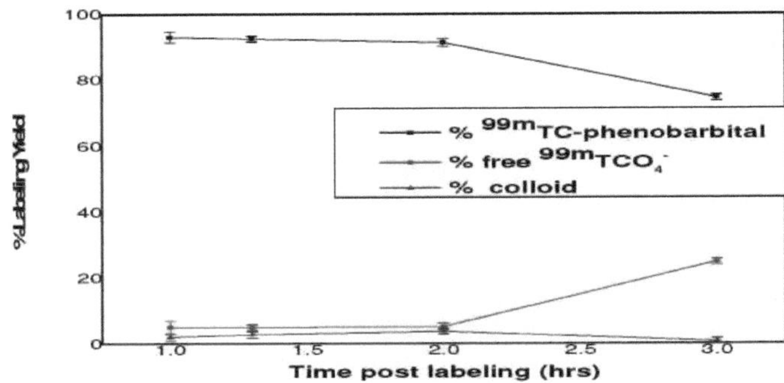

Fig. (67): Estabilidade *in vitro* do ^{99m} Tc-PB.

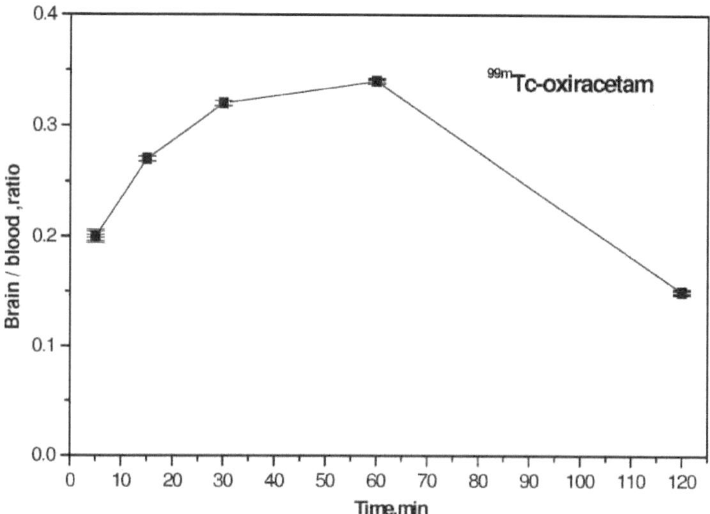

Fig. (68): Relação cérebro/sangue de [^{99m} Tc](Sn)oxiracetam em ratinhos Swiss Abino machos normais em função do tempo.

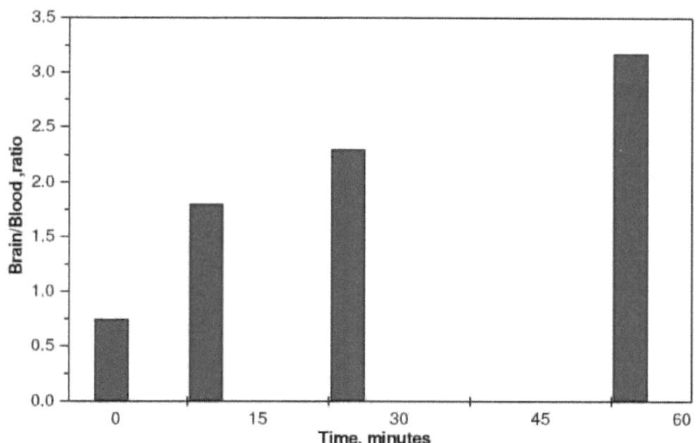

Fig (69): Rácio cérebro/sangue de ^{99m} Tc-oxiracetam em ratinhos Swiss Abino machos normais em função do tempo.

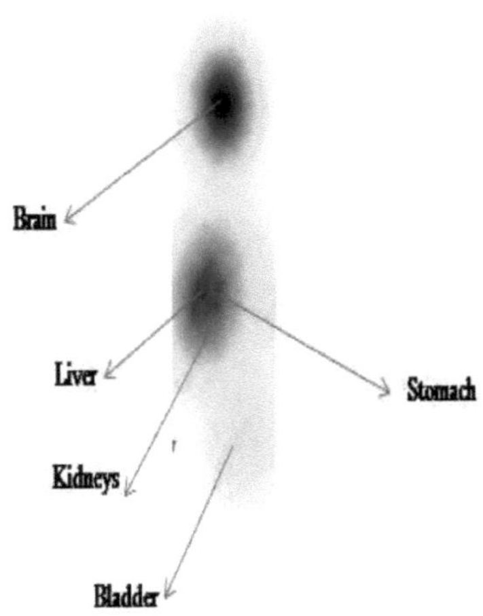

Fig. (70): Cintigrafia com câmara gama a 15 min p.i.

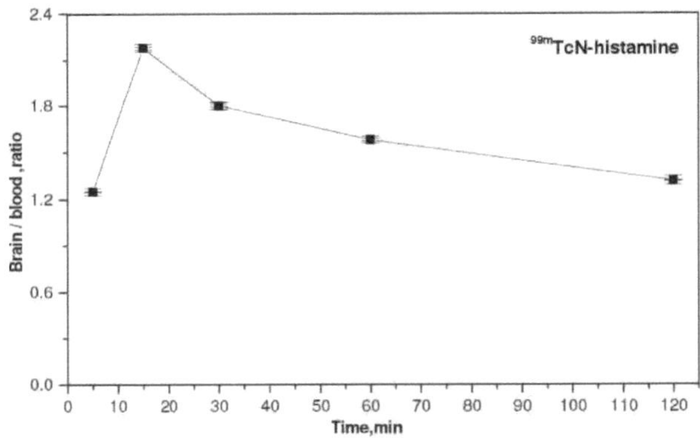

Fig. (71): Rácio cérebro/sangue de^{99m} TcN-histamina em ratinhos Swiss Abino machos normais em função do tempo (rendimento médio % ± DP, n = 5).

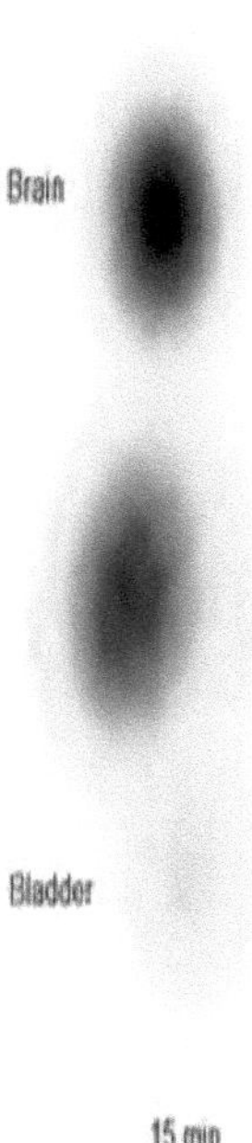

Fig. (72): Cintigrafia com câmara gama 15 minutos após a injeção.

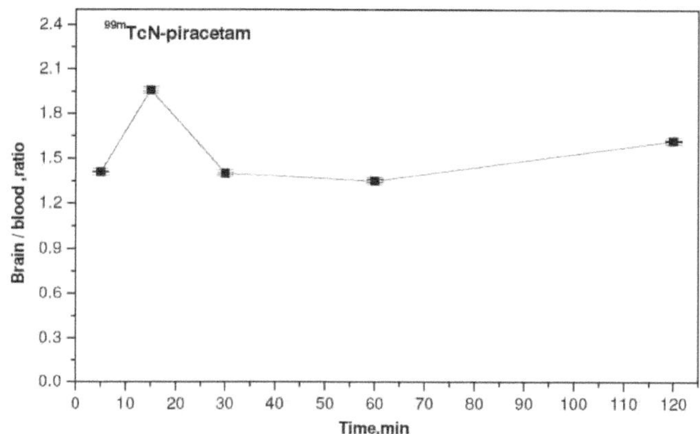

Fig. (73): Relação cérebro/sangue de [^{99m}TcN] piracetam em ratinhos Swiss Abino machos normais em função do tempo.

Lista de quadros

Tabela (1) Estado de oxidação do tecnécio em vários compostos

Estado de oxidação	Forma química
Tc(VII)	Pertecnetato, Coloide de Enxofre
Tc(V)	Citrato, DMSA (pH elevado), ECD, Gluceptato, Gluconato, HMPAO, MAG3, Tetrofosmina
Tc(IV)	DTPA, EHDP, HDP, MDP, PPi (PYP), TcO_2 . H O_2
Tc(III)	DMSA (pH baixo), análogos de HIDA, Furifosmina, Teboroxima
Tc(I)	Sestamibi

Quadro (2): Estabilidade in vitro do complexo [^{99m}Tc]N-histamina

Tempo (h)	^{99m}Complexo TcN-piracetam	$[^{99m}Tc{\equiv}N]^{2+}$ núcleo
3	98 % ± 0.77	2 ± 0.23
6	97.9 ± 0.52	2.1 ± 0.44
12	97.8 ± 0.63	2.2 ± 0.11
18	97.6 ± 0.55	2.4 ± 0.12
24	97.0 ± 0.66	3.0 ± 0.01

Os valores representam a média ± SEM, n = 3

Tabela (3): Estabilidade in vitro no soro do complexo [^{99m}Tc]N-histamina

Tempo (h)	^{99m}Complexo TcN-piracetam	$[^{99m}Tc{=}N]^{2+}$ core
3	98.0 ± 0.91	2.0 ± 0.02
6	97.5 ± 0.88	2.5 ± 0.11
12	96.0 ± 1.01	4.0 ± 0.13
18	94.5 ± 0.44	5.5 ± 0.56
24	91.0 ± 0.77	9.0 ± 0.89

Os valores representam a média ± SEM, n = 3

Tabela (4): Estrutura proposta para a histamina e o complexo [^{99m}Tc]N-histamina após minimização da energia

Compound	2D format	3D after energy minimization
Histamine	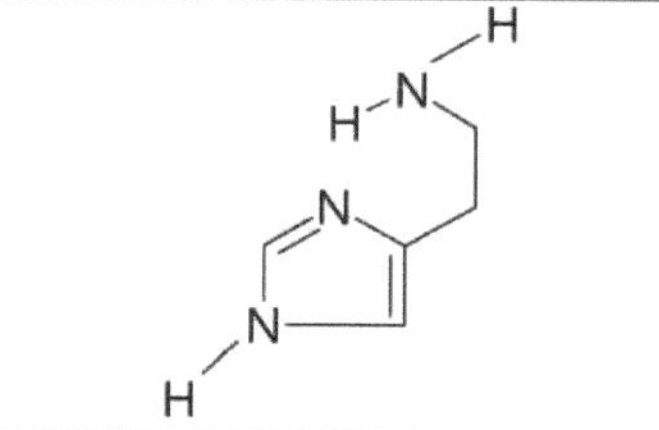	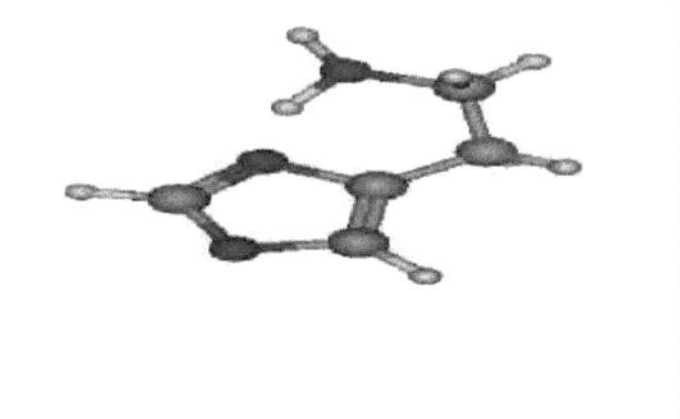
[^{99m}Tc]N-histamine proposed structure	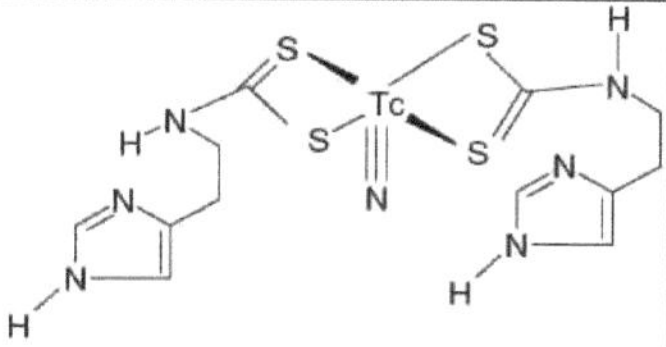	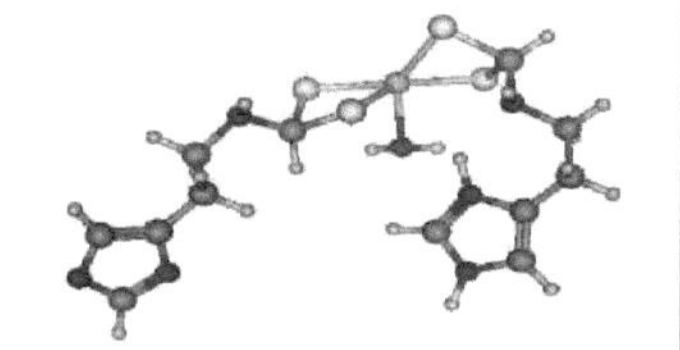

Tabela (5) : Resultados de docking (afinidade de ligação, aminoácidos do ligando que interagem com o local de ligação)

Composto	Pontuação S	Aminoácidos envolvidos em ligações H	Aminoácidos envolvidos na interação π-
LIGANTE (5EH)	-15.7385	ASP107 (1,83, 2,25 A°) THR112 (3,21 A°)	NÃO
Histamina	-14.9993	ASP107 (1.25, 2.16 A°)	TYR108, LYS179
Estrutura proposta para a [$_{99m}$Tc]N- histamina	-23.0573	ASP107 (1,25, 2,16 A°) LYS191(2,63 A°) HIS450(2,31 A°) TYR458(2,63 A°)	TYR108, LYS179

Tabela (6): Interação 2D e 3D com o recetor H1

Compound	2D interaction with receptor	3D interaction with receptor
LIGAND (5EH)		
Histamine		
99mTcN-histamine proposed structure		

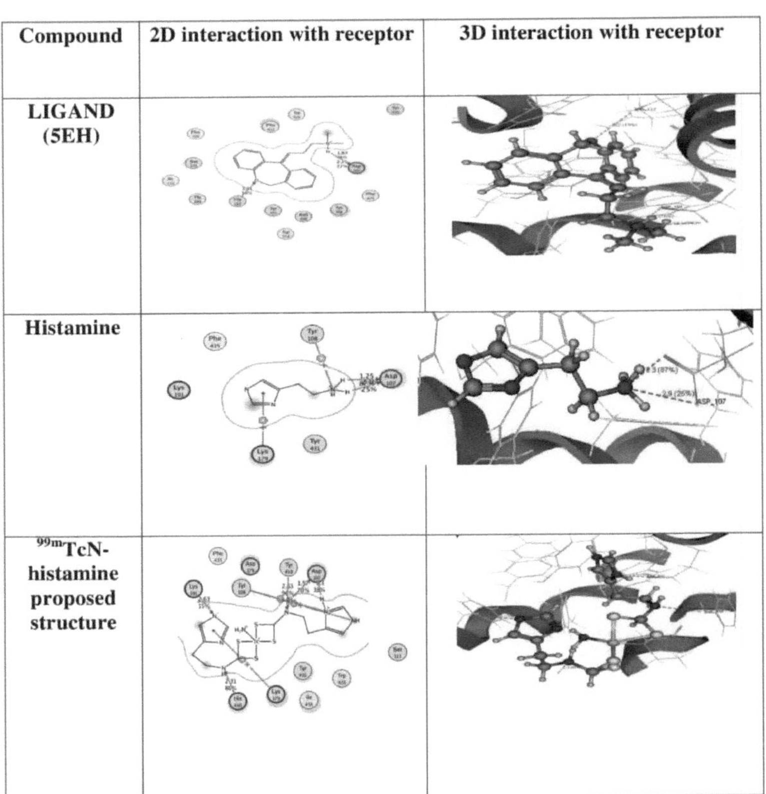

Tabela (7): Efeito da quantidade de oxiracetam no rendimento de radiomarcação do^{99m} Tc-tricarbonil oxiracetam

Oxiracetam (mg)	%^{99m} Tc-tricabonil oxiracetam	% Livre Tc^{99m}	[^{99m} Tc(CO)$_3$(H2O)$_3$]$^+$ precursor
1	70.0 ± 0.42	5.0 ± 0.32	25.0 ± 0.3
2	88.0 ± 0.33	4.50 ± 0.55	7.5 ± 0.28
3	98.6 ± 0.11	0.60 ± 0.06	0.80 ± 0.06
4	98.5 ± 0.31	1.0 ± 0.31	0.5 ± 0.035
5	98.9 ± 0.12	0.5 ± 0.35	0.6 ± 0.305

Os valores representam a média ± SEM, n = 3

Tabela (8): Oxiracetam e (oxiracetam+^{99m} Tc-tricarbonil) estruturas propostas após minimização de energia

Compound	2D format	3D format after energy minimization
Oxiracetam	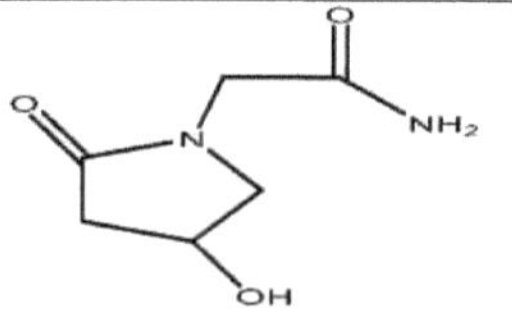	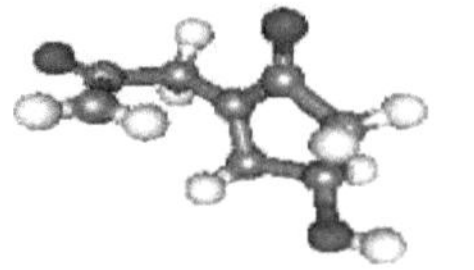
Oxiracetam+ ^{99m}Tc Proposed structure (1)	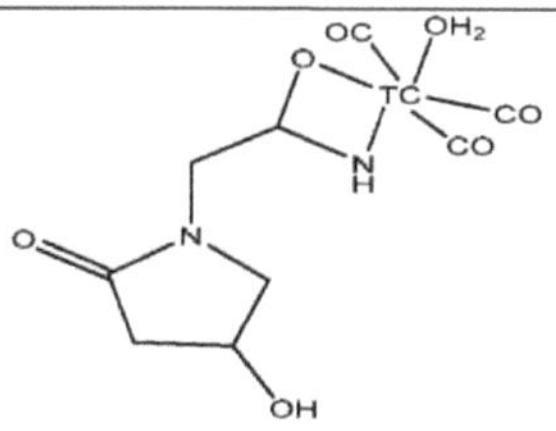	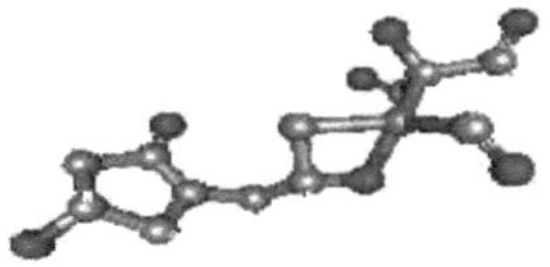
Oxiracetam+ ^{99m}Tc Proposed structure (2)	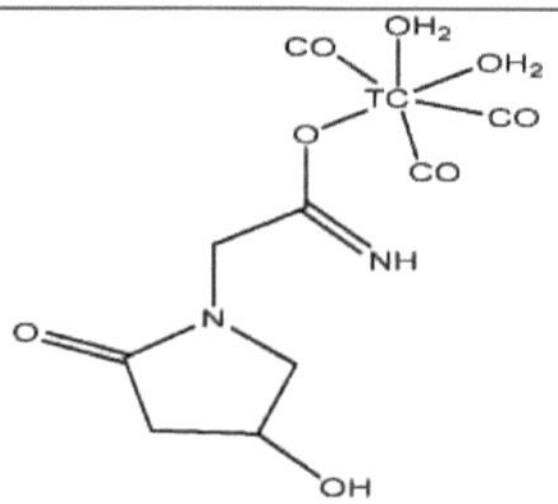	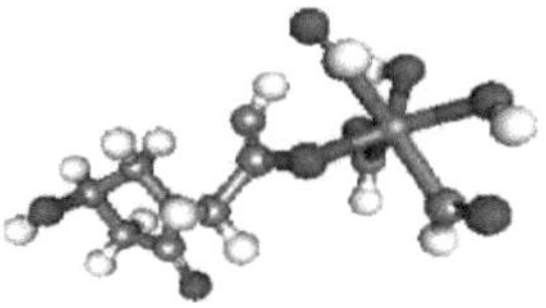
Oxiracetam+ ^{99m}Tc Proposed structure (3)	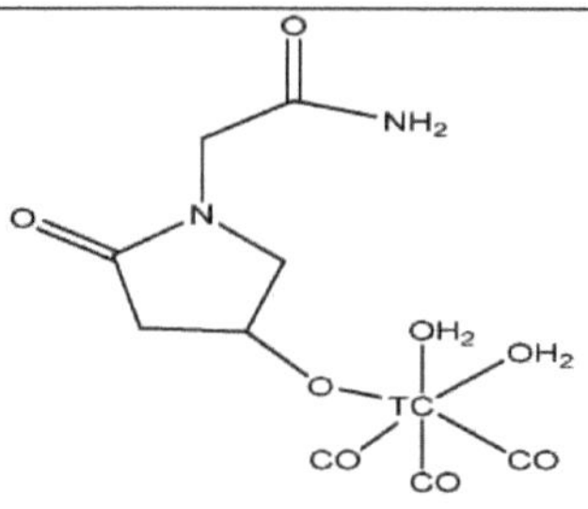	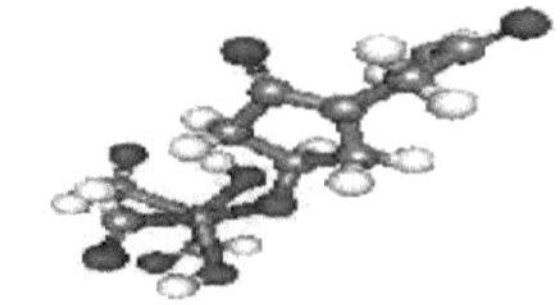

Tabela (9): Resultados de docking (afinidades de ligação, aminoácidos do ligando que interagem com o local de ligação)

Compd	Pontuação de ancoragem (-CDOCKER)	Aminoácidos envolvidos em ligações H	Aminoácidos envolvidos na interação pi-
Inibidor (QUS)	60.25	ARG485 (2.44, 2.28, 2.10, 1.88A)	TYR450

		THR480 (2.48A) SER654 (2.06, 2.02 A) THR655 (2.23, 2.21, 2.07 A) GLU702 (2.39, 1.92 A)	
Oxiracetam	31.46	ARG485 (2.05, 1.96A) THR655 (2.31, 1.88 A) THR668 (2.32, 2.30 A)	Não
Oxiracetam+[99m] Tc estrutura proposta (1)	34.27	ARG485 (2.03, 1.91A) ARG485 (2.03, 1.91A) THR655 (2.05,1.87 A) SER654 (2.12, 1.79 A) THR480 (1,86 A) TYR702 (1,92 A) GLU705 (1,83 A) LEU 650 (239 A)	Não
Oxiracetam+[99m] Tc estrutura proposta (2)	80.73	TYR450 (2,20A) THR480 (2,03, A) LEU650 (2,22A) SER654 (2,17 A) THR655 (1,90 A) TYR702 (2,38 A) THR686 (2,42 A)	Não
Oxiracetam+[99m] Tc estrutura proposta (3)	97.07	ARG485 (2.48, 2.27, 1.89A) SER654 (1,92, 1,84 A) LEU703 (2,31 A) TYR702 (1,90 A) GLU705 (1,96 A) THR655 (2,31 A) LEU650 (1,99 A)	Não

Tabela (10): Modo de ligação dos complexos (oxiracetam+[99m] TC) no sítio de

ligação. (Interação 2D e 3D no sítio ativo do recetor AMPA)

Compd	2D interaction with receptor	3D interaction with receptor
Inhibitor (QUS)	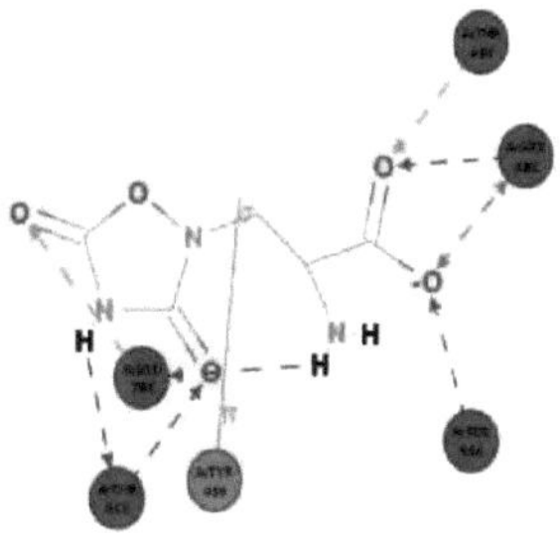	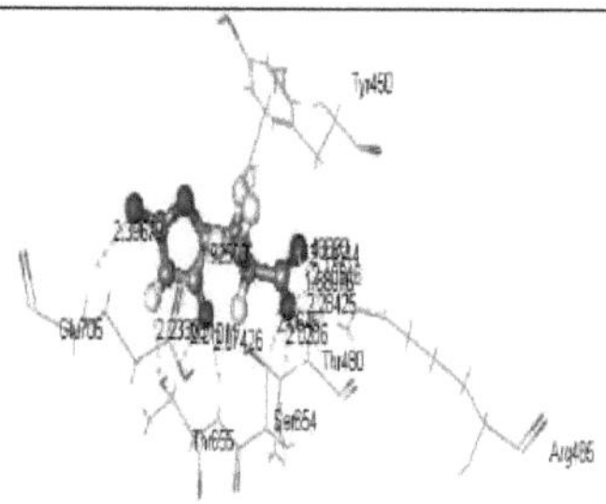
Oxiracetam	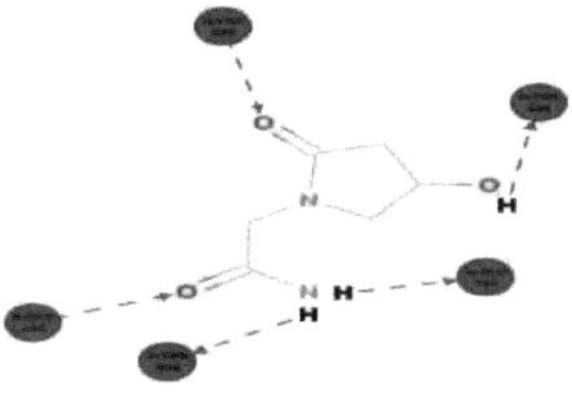	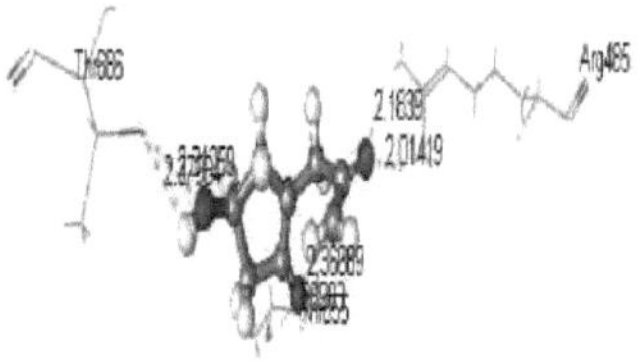
Oxiracetam+ ^{99m}Tc proposed structure (1)	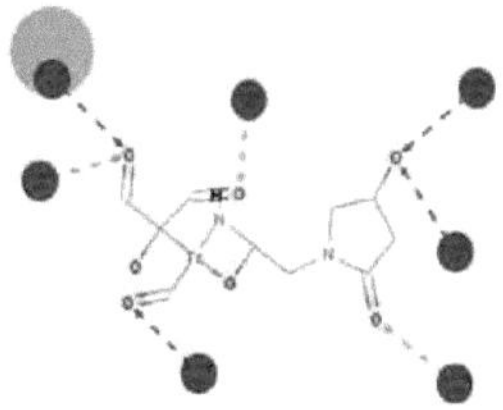	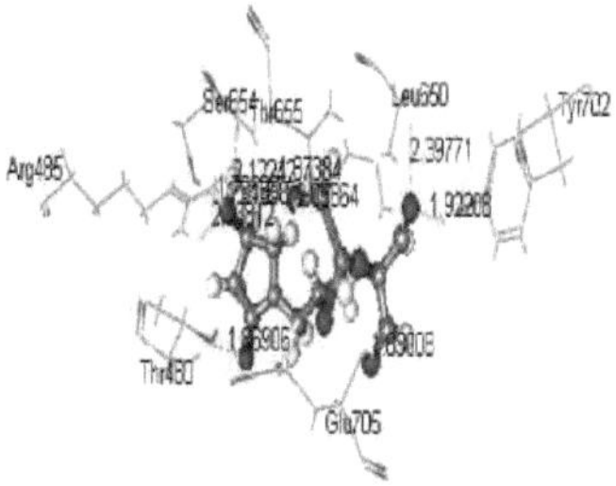

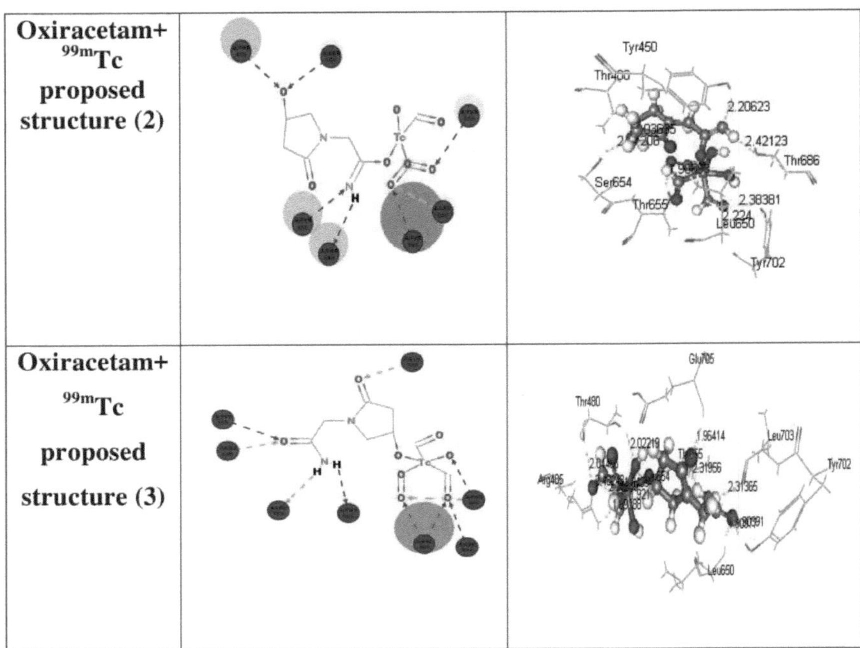

Quadro (10): Continuação

Tabela (11): Efeito da quantidade de CAT na percentagem de rendimento de marcação de ^{125} I-TZ.

Quantidade de CAT (μg)	Rendimento percentual de marcação de I-TZ^{125}	Percentagem de iodeto livre
5	47.25±1.77*	52.75±1.77
10	55.27±1.89*	44.73±1.89
20	91.23±2.12	8.77±2.12
25	87.77±1.21*	12.23±1.21
50	82.6±1.97*	17.4±1.97
100	77.93±1.71*	22.9±1.71

* $p \leq 0.05$.

Tabela (12): Efeito da quantidade de CAT na percentagem de rendimento de marcação de ^{125} I-HP.

Quantidade de CAT (μg)	Rendimento percentual de marcação de I-HP^{125}	Percentagem de iodeto livre

5	56.60±1.37*	43.4±1.37
10	93.42±1.53	6.58±1.53
25	82.55±0.35*	17.45±0.35
50	81.85±0.86*	18.15±0.86
100	78.84±1.02*	21.11±1.02
200	69.38±1.11*	30.62±1.11

* $p \leq 0.05$.

Tabela (13): Efeito da quantidade de Sn(II) no rendimento percentual de marcação do complexo[99m] Tc- PB.

Quantidade de Sn (II) (µg)	Rendimento percentual de marcação de Tc-PB[99m]	Percentagem de pertecnetato livre	% de coloide
1	12.93±0.45*	85.92±0.24	1.15±0.68
10	55.21±0.53*	43.36±0.81	1.43±1.22
15	94.42±1.26	1.01±0.02	4.24±1.86
20	83.87±0.58*	1.67±0.21	14.60±0.36
25	80.50±1.00*	1.23±0.06	18.60±0.61
30	78.79±0.81*	1.40±0.10	19.37±0.46
100	76.87±0.55*	1.43±0.06	21.91±0.24

* $p \leq 0.05$.

Tabela (14): Efeito da quantidade de TZ na percentagem de rendimento de marcação de[125] I-TZ.

Quantidade de TZ /µg	Rendimento percentual de marcação de I-TZ[125]	Percentagem de iodeto livre
30	38.6±1.40*	61.4±1.40
60	48.7±1.46*	51.3±1.46
150	63.3±1.46*	36.7±1.46
300	91.23±2.12	8.77±2.12
500	89.14±2.29	10.86±2.29
600	60.8±1.86*	39.8±1.86

* $p \leq 0.05$.

Tabela (15): Efeito da quantidade de HP na percentagem de rendimento de marcação de [125] I-HP.

Quantidade de HP (µg)	Rendimento percentual de marcação de I-HP[125]	Percentagem de iodeto livre
20	31.78±0.41*	68.22±0.41
50	65.75±0.85*	34.25±0.85
100	75.56±0.49*	24.44±0.49
200	82.06±0.94*	17.94±0.94
400	86.25±3.0*	13.75±3.00
500	93.42±1.53	6.58±1.53
600	80.60±1.31*	19.4±1.31
800	77.92±2.00*	22.08±2.00

* $p \leq 0.05$.

Tabela (16): Efeito da quantidade de PB na percentagem de rendimento de marcação de [99m] Tc-PB.

Quantidade de PB (µg)	Percentagem de Tc-PB[99m]	% livre[99m] $_{Tco4}^-$	% de coloide
5	76.23±1.11*	5.37±1.77	18.40±0.68
10	79.64±0.87*	3.54±2.43	16.82±1.57
15	91.94±1.78*	4.52±1.58	3.54±2.11
25	94.42±1.26	1.01±0.02	4.24±1.86
50	93.38±0.86	1.96±0.72	4.66±0.61
100	91.70±1.13*	2.70±0.40	5.60±0.77
200	79.25±0.72*	1.37±.47	19.37±0.92

* $p \leq 0.05$.

Tabela (17): Efeito do valor de pH no rendimento percentual de marcação de [125] I-TZ.

Valor do	Rendimento percentual de	Percentagem de iodeto livre

pH	marcação de^{125} I- TZ	
2	87.53±1.48*	12.47±1.48
3	85.90±1.48*	14.10±1.48
4	91.23±2.12	8.77±2.12
5	89.65±1.62*	10.35±1.62
6	83.12±1.95*	16.88 ±1.95
7	82.73±2.54*	17.27±2.54
8	75.07±1.89*	24.93±1.89
10	74.30±1.81*	25.70±1.81

* p ≤ 0.05.

Tabela (18): Efeito do valor de pH no rendimento percentual de marcação de^{125} I-HP.

Valor do pH	Rendimento percentual de marcação de I-HP^{125}	Percentagem de iodeto livre
2	49.39±1.11*	50.61±1.11
3	52.62±0.74*	47.38±0.74
5	76.11±0.98*	23.89±0.98
6	93.42±1.53	6.58±1.53
7	84.66±0.91*	15.34±0.91
8-10	-**	-**

* p ≤ 0.05.

** Ocorreu precipitação.

Tabela (19): Efeito do pH da mistura de reação no rendimento percentual de marcação do complexo^{99m} Tc-PB.

pH da reação	Rendimento percentual de marcação de Tc-PB^{99m}	Percentagem de pertecnetato livre	% de coloide
2	32.23±0.95*	16.75±0.93	51.02±0.89
3	48.68±1.36*	15.17±1.02	36.15±1.25

4	50.4±1.54*	19.94±1.4	29.66±1.21
5	55.66±0.88*	18.68±1.07	25.66±1.09
6	64.76±1.42*	14.89±1.06	20.35±0.29
7	94.42±1.26	1.01±0.02	4.24±1.86
8	74.5±1.23*	3.68±0.73	21.82±0.28
9	70.67±1.16*	3.17±1.23	26.16±2.20

* p ≤ 0.05.

Tabela (20): Efeito do tempo de reação no rendimento percentual de marcação de^{125} I-TZ.

Tempo de reação (min)	Rendimento percentual da marcação de 125I-TZ	Percentagem de Iodeto livre
5	65.73±1.81*	34.27±1.81
15	68.36±2.27*	31.64±2.27
30	69.92±1.96*	30.08±1.96
45	91.23±2.12	8.77±2.12
60	75.76±2.23*	24.24±2.23

* p ≤ 0.05.

Tabela (21): Efeito do tempo de reação no rendimento percentual de marcação de^{125} I-HP.

Tempo de reação (min)	Rendimento percentual de marcação de^{125} I-HP"	Percentagem de Iodeto livre
5	64.73±2.17*	35.27±2.17
15	67.20±2.31*	32.80±2.31
30	73.25±2.99*	26.75±2.99
45	93.42±1.53	6.58±1.53
60	72.67±0.19*	27.33±0.19

* p ≤ 0.05

Tabela (22): Efeito do tempo de reação no rendimento percentual de marcação do

complexo^{99m} Tc-PB.

Tempo de reação (min)	Rendimento percentual de rotulagem de ^{99m}Tc-PB	Percentagem de pertecnetato livre	% de coloide
1	67.76±0.60*	21.43±1	10.81±1.15
5	87.30±0.62*	7.11±0.20	5.58±0.80
15	86.20±0.60*	8.45±0.	5.35±1.07
30	94.42±1.26	1.01±0.02	4.24±1.86
45	93.19±0.14	4.24±0.	2.57±0.17
60	93.02±0.01*	4.99±0.11	1.99±0.11

* $p \leq 0.05$.

Tabela (23): Efeito da temperatura de reação no rendimento percentual de marcação de^{125} I-TZ.

Temperatura (°C)	Rendimento percentual de marcação de I-TZ^{125}	Percentagem de Iodeto livre
30	91.23±2.12	8.77±2.12
40	88.37±1.67	11.63±1.67
60	85.97±1.56*	14.03±1.56
80	83.34±1.19*	16.66±1.19
100	77.77±1.80*	22.23±1.80

* $p \leq 0.05$.

Tabela (24): Efeito da temperatura de reação na percentagem de *rendimento de marcação de*^{125} *I-HP*.

Temperatura (°C)	Rendimento percentual de marcação de^{125} I-HP "	Percentagem de Iodeto livre
30	77.09±2.15*	22.48±2.15
40	82.38±1.1*	17.62±1.1
60	93.42±1.53	6.58±1.53

| 80 | 79.51±0.84* | 20.49±1.01 |
| 100 | 77.51±1.40* | 22.49±1.40 |

* p ≤ 0.05.

Tabela (25): Efeito da temperatura de reação no rendimento percentual de marcação do complexo^{99m} Tc-PB.

Temperatura (°C)	% de rendimento de marcação de ^{99m} Tc- PB	Percentagem de pertecentato livre	% de coloide
30	79.93±1.3*	9.65±0.6	10.42±1.3
40	85.18±0.83*	7.20±1.12	7.62±1.95
60	87.44±0.62*	6.96±0.45	5.6±0.64
70	94.42±1.26	1.01±0.02	4.24±1.86
80	85.15±0.36*	9.06±0.35	5.79±1.21
100	75.76±1.19*	11.55±1.18	12.69±1.04

* p ≤ 0.05.

Tabela (26): Estabilidade *in-vitro* de^{125} I-TZ.

Tempo após a iodação (horas)	% de rendimento de rotulagem à temperatura ambiente	Percentagem de iodeto livre
1	91.03±1.21	8.97±1.21
2	90.38±2.88	9.62±2.88
6	89.00±1.65	11±1.65
12	85.63±2.20*	14.37±2.20
24	81.00±2.19*	19±2.19

* p ≤ 0.05.

Tabela (27): Estabilidade *in-vitro* de^{125} I-HP.

Tempo após a iodação (horas)	% de rendimento de rotulagem à temperatura ambiente	Percentagem de iodeto livre

1	93.26±1.10	6.74±1.10
2	92.57±0.81	7.43±0.81
4	92.53±1.05	7.47±1.05
6	92.37±1.11	7.63±1.11
12	92.37±1.32	7.63±1.32
24	92.17±1.00	7.83±1.00

* $p \leq 0.05$.

Tabela (28): Teste de estabilidade *in vitro* para ^{99m}Tc-PB.

Tempo após a rotulagem (horas)	Rendimento percentual de marcação de Tc-PB^{99m}	Percentagem de pertecnetato livre	% de coloide
1	93.02±0.01	4.99±0.11	1.99±0.11
1.5	92.47±0.45	4.87±0.32	2.66±0.50
2	91.23±0.25*	5.1±0.20	3.67±0.38
3	74.46±0.48*	24.83±0.7	0.71±0.33

* $p \leq 0.05$.

Tabela (29): Biodistribuição do [^{99m}Tc]piracetam em ratinhos normais em diferentes momentos.

Órgãos e fluidos corporais	% I.D./órgãos e fluido corporal em diferentes momentos após a injeção			
	5	30	60	120
Sangue	27.5 ± 1.2	19.8 ± 0.9	11.6 ± 0.5	5.8 ± 0.2
Osso	3.1 ± 0.2	1.9 ± 0.2	1.6 ± 0.1	1.1 ± 0.1
Músculo	3.9 ± 0.3	3.2 ± 0.4	2.8 ± 0.2	1.7 ± 0.1
Cérebro	2.4 ± 0.2	4.9 ± 0.1	2.1 ± 0.2	1.3 ± 0.1
Pulmões	0.8 ± 0.1	1.6 ± 0.2	1.0 ± 0.2	0.5 ± 0.1
Coração	1.8 ± 0.1	1.0 ± 0.1	0.3 ± 0.1	0.1 ± 0.1
Fígado	8.8 ± 1.2	12.2 ± 1.3	7.8 ± 1.3	5.2 ± 1.2

Rins	2.3 ± 0.2	3.8 ± 0.4	6.2 ± 1.1	4.1 ± 0.9
Baço	0.5 ± 0.1	1.0 ± 0.1	0.2 ± 0.1	0.1 ± 0.1
Intestino	5.1 ± 0.4	9.3 ± 1.4	16 ± 0.9	14.2 ± 2.1
Estômago	3.4± 0.2	2.8± 0.1	2.3± 0.1	1.6±0.1
Urina	4.2 ± 0.2	8.1 ± 0.8	11.5 ± 1.2	18.5 ±1.4
Cérebro*	6.0 ± 0.5	12.3 ± 0.2	5.3 ± 0.4	3.3 ± 0.2
Sangue*	9.8 ± 0.9	7.1 ± 0.6	4.1 ± 0.3	2.1 ± 0.1
B/Bl, g	0.6	1.7	1.3	1.5

*Dose injectada / g de tecido, B: Cérebro , Bl: Sangue

Tabela (30): Biodistribuição de [^{99m}Tc]histamina m em ratinhos normais a

Órgãos e fluidos corporais	% I.D./órgãos e fluido corporal em diferentes momentos após a injeção				
	5min	15min	30min	120min	240 min
Sangue	28.4 ± 0.5	24.8 ± 0.9	6.1 ± 0.12	3.5 ± 0.1	1.2± 0.05
Osso	1.9 ± 0.1	1.6 ± 0.3	2.0 ± 0.11	1.8 ± 0.3	1.7± 0.13
Músculo	1.8 ± 0.01	1.6 ± 0.03	1.5 ± 0.01	1.2 ± 0.06	1.1± 0.02
Cérebro	7.1 ± 0.12	4.85 ± 0.6	1.4 ± 0.02	0.83 ± 0.06	0.62± 0.03
Pulmões	30.5 ± 0.2	12.8 ± 0.3	11.3 ± 0.2	5.4 ± 0.1	3.25± 0.6
Coração	1.3 ± 0.01	1.4 ± 0.02	1.6 ± 0.01	0.9 ± 0.03	0.70± 0.03
Fígado	8.11 ± 0.3	6.2± 0.1	5.2 ± 0.2	3.2 ± 1.2	1.3± 0.02
Rins	10.5 ± 0.1	12.25 ± 0.3	16.8 ± 1.2	15.2 ± 0.3	6.30± 0.22
Baço	1.6 ± 0.03	4.52 ± 0.21	6.20 ± 0.2	5.3 ± 0.32	3.80± 0.16
Intestino	3.5± 0.1	2.8 ± 0.2	1.4 ± 0.02	1.2 ± 0.03	0.90± 0.02
Estômago	1.6 ± 0.06	1.2± 0.02	2.2± 0.05	3.3±0.13	3.7±0.20
Urina	5.10 ± 0.20	8.6 ± 0.11	18.1 ± 1.1	23.0 ±2.3	31.5 ± 2.3
sangue/Cérebro	0.25	0.2	0.23	0.24	0.52

DP (média de cinco experiências).±Média

Tabela (31): Biodistribuição do [^{99m}Tc] oxiracetam m em ratinhos normais em diferentes momentos.

Órgãos e fluidos corporais	% I.D./grama em diferentes momentos após a injeção				
	5min	15min	30min	60 min	120 min
Sangue	25.5 ± 0.5	15.8 ± 0.2	9.5 ± 0.10	6.8 ± 0.01	5.9± 0.05
Osso	2.1 ± 0.12	1.7 ± 0.03	1.9 ± 0.10	1.7 ± 0.03	1.4± 0.11
Músculo	3.8 ± 0.01	2.6 ± 0.02	2.1 ± 0.03	1.6 ± 0.01	0.9± 0.03
Cérebro	5.1 ± 0.13	4.2 ± 0.17	3.1 ± 0.51	2.3 ± 0.19	0.9± 0.02
Pulmões	0.9 ± 0.11	1.2 ± 0.81	1.1 ± 0.10	1.3 ± 0.12	0.9 ± 0.02
Coração	1.1 ± 0.01	1.2 ± 0.02	0.9 ± 0.01	0.95 ± 0.03	0.80± 0.02
Fígado	7.18 ± 0.13	9.72± 0.21	10.15 ± 0.02	5.51 ± 0.72	3.35± 0.12
Rins	9.8 ± 0.11	13.24 ± 0.31	15.9 ± 0.12	9.8 ± 0.13	4.60± 0.02
Baço	1.1 ± 0.03	1.53 ± 0.01	0.80 ± 0.01	0.5± 0.02	0.20± 0.01
Intestino	1.9± 0.13	2.9 ± 0.32	3.2 ± 0.12	3.8 ± 0.04	2.15± 0.06
Estômago	1.1± 0.03	1.3± 0.04	1.5± 0.01	0.9±0.003	1.2±0.02
Cérebro /Sangue	0.20	0.27	0.32	0.34	0.15

DP (média de cinco experiências).±Média

Tabela (32): Biodistribuição do^{99m} Tc-oxiracetam m em ratinhos normais em diferentes momentos

Órgãos e fluidos corporais	% I.D./grama em diferentes momentos após a injeção			
	5min	15min	30min	60min
Sangue	10.5 ± 0.3	5.3 ± 0.7	2.3 ± 0.18	1.1 ± 0.02
Cérebro	7.88± 0.13	9.55 ± 0.19	5.30 ±0.27	3.5 ± 0.16
Rins	4.11 ± 0.1	7.88 ±0.9	11.65 ±0.19	8.6 ± 1.1
Fígado	6.55 ±0.78	10.21± 0.1	12.44±0.26	5.11 ± 0.2
Baço	1.0 ± 0.01	1.20 ±0.02	1.33 ±0.03	0.90± 0.04
Intestino	1.66± 0.15	2.9 ± 0.84	4.10 ± 0.44	4.52 ±0.01
estômago	1.1± 0.001	1.3± 0.002	1.5± 0.004	0.95±0.03
Pulmões	1.0 ± 0.19	1.2 ± 0.02	1.33 ± 0.11	0.9 ± 0.01
Coração	1.8±0.02	2.2±0.10	1.1±0.01	1.1±0.01
Osso	1.21 ± 0.1	1.32 ±0.01	1.4 ± 0.19	1.1 ± 0.02

Músculo	1.0 ± 0.01	1.55 ±0.03	1.7 ± 0.01	0.9 ± 0.04
Cérebro/Sangue	0.75	1.8	2.3	3.18

Média±SEM (média de cinco experiências)

Tabela (33): Biodistribuição da^{99m} TcN-histamina em ratinhos normais em diferentes momentos.

Órgãos e fluidos corporais	% I.D./grama em diferentes momentos após a injeção				
	5 min	15 min	30 min	60 min	120 min
Sangue	6.33±0.11	5.5 ± 0.13	2.5 ± 0.13	1.90±0.11	1.22± 0.12
Osso	1.10 ± 0.12	1.28±0.21	0.98 ±0.11	0.89±0.12	0.79± 0.0
Músculo	2.3 ± 0.21	3.1 ± 0.22	4.11±0.31	2.12±0.14	1.01±0.13
Cérebro	8.33± 0.66	12.0±0.81	4.50 ± 0.91	3.0 ± 0.41	1.50± 0.21
Coração	1.11±0.11	1.90±0.21	1.22 ±0.11	1.0±0.21	0.88±0.0
Fígado	5.55±0.49	7.44±0.56	6.15 ±0.87	4.32 ±0.63	2.90± 0.33
Rins	9.22 ± 0.91	12.25 ±0.86	16.81 ±1.12	8.14±0.92	2.95± 0.51
Baço	1.77±0.21	2.33±0.11	1.55±0.13	1.21±0.17	1.11± 0.11
Intestino	2.11± 0.12	5.2 ± 0.77	9.16 ± 1.1	6.55±0.76	3.14± 0.44
Estômago	1.2± 0.11	1.31± 0.2	1.17± 0.22	1.2±0.12	1.20±0.13
Cérebro/Sangue	1.32	2.18	1.80	1.58	1.23

Média±SEM (média de cinco experiências)

Tabela (34): Biodistribuição do [^{99m} Tc]N-piracetam em ratinhos normais em diferentes momentos.

Órgãos e fluidos corporais	% I.D./grama em diferentes momentos após a injeção				
	5 min	15 min	30 min	60 min	120 min
Sangue	9.6 ± 0.51	5.7 ± 0.15	5.1 ± 0.19	2.3 ± 0.002	1.11± 0.003
Osso	1.0 ± 0.11	0.88±0.001	0.76 ±0.002	0.65 ±0.001	0.55± 0.001

Músculo	2.0 ± 0.002	3.2 ± 0.005	0.98±0.001	0.88 ±0.001	0.81±0.0002
Cérebro	13.5± 0.12	11.2 ± 0.17	7.15 ± 0.29	3.1 ± 0.15	1.8± 0.0002
Pulmões	2.11 ± 0.18	2.7 ± 0.002	1.9 ± 0.17	1.5 ± 0.12	1.40± 0.002
Coração	1.80±0.001	1.97±0.001	1.88 ±0.002	1.54 ±0.001	1.12±0.0001
Fígado	8.15±0.16	14.36±0.21	9.11 ±0.001	5.21 ±0.002	2.19± 0.01
Rins	5.31 ± 0.11	6.27 ±0.38	7.81 ±0.17	8.15 ± 0.18	3.91± 0.001
Baço	2.15±0.003	3.26±0.001	1.98±0.0001	1.81± 0.001	1.10± 0.002
Intestino	3.91± 0.15	6.8 ± 0.41	7.15 ± 0.18	10.20±0.001	5.16± 0.002
Estômago	2.1± 0.003	1.4± 0.001	1.1± 0.002	1.0±0.001	1.22±0.004
Cérebro/Sangue	1.41	1.96	1.40	1.35	1.62

Média±SEM (média de cinco experiências)

Tabela (35): Biodistribuição do [^{99m}Tc]tricarbonil oxiracetam m em ratinhos normais em diferentes momentos

Órgãos e fluidos corporais	% I.D./grama em diferentes momentos após a injeção				
	5 min	15 min	30 min	60 min	120 min
Sangue	19.6 ± 0.52	15.8 ± 0.12	5.9 ± 0.14	4.8 ± 0.02	3.1± 0.03
Osso	2.0 ± 0.14	1.8 ± 0.01	1.6 ± 0.12	1.5 ± 0.01	1.2± 0.16
Músculo	2.5 ± 0.02	2.1 ± 0.05	1.8 ± 0.003	1.4 ± 0.001	0.8± 0.002
Cérebro	7.5± 0.11	6.0 ± 0.11	5.11 ± 0.20	3.5 ± 0.11	1.9± 0.002
Pulmões	0.99 ± 0.12	1.1 ± 0.001	1.2 ± 0.13	1.0 ± 0.11	0.91± 0.001
Coração	1.13 ± 0.01	1.44 ±0.002	0.92 ±0.001	0.98 ± 0.003	0.81± 0.001
Fígado	17.14 ±0.15	12.33± 0.25	4.22 ±0.002	3.29 ± 0.02	2.15± 0.10
Rins	12.3 ± 0.19	20.27 ±0.32	25.80 ±0.16	35.5 ± 0.12	4.90± 0.002
Baço	1.11 ± 0.03	1.23 ± 0.01	0.95 ±0.001	0.80± 0.002	0.50± 0.001
Intestino	1.95± 0.14	2.7 ± 0.44	3.11 ± 0.11	3.21 ± 0.004	4.11± 0.006
Estômago	1.0± 0.003	1.2± 0.004	1.4± 0.001	0.91±0.003	0.95±0.002
Cérebro/Sangue	0.33	0.31	0.87	0.43	0.37

gue					

Média±SEM (média de cinco experiências)

Tabela (36): Comparação da biodistribuição de [^{125}I]TZ, [^{125}I]HP e [^{99m}Tc]PB das diferentes formulações aos 15 minutos após a administração

Via de administração	^{125}I-TZ	^{125}I-HP	^{99m}Tc-PB
IV	0.2	0.06	0.06
INS	1.1	0.6	3.4
INME	2.4	0.9	-

Reconhecimento

Em primeiro lugar, gostaria de agradecer a "Alá", à minha mãe, ao meu pai, à minha mulher e a toda a minha família por me terem ajudado a realizar este trabalho.

Estou sinceramente grato ao Professor Dr. EI-Wetery, A.S.A., Borai ,E.H., Abd-El-Fatah, A., El-Kolaly, M.T., Farouk, N., Kamilia, F.W., M.A. Motaleb., El-Mohty, A.A., M. El-Tawoosy, Ismail, T. I., Amin, A.M., Sallam, Kh.M., El-Bayoumy, A.S.A., Dina H. Salama, e Farag, A. B. Professor de Radioquímica, Departamento de Compostos Etiquetados, e Hot Labs. Center, Egyptian Atomic Energy Authority pela supervisão eficaz, ajuda e instruções durante todo o trabalho.

Gostaria de expressar a minha profunda gratidão e apreço ao Professor Dr. (D.Sc). El-Hashash, M.A., Mohamed, M.H.E., Sayed, S., Professor de Química Orgânica, Faculdade de Ciências, Universidade de Ain Shams, e Alhussein A. Ibrahim, Professor Assistente no Departamento de Química Orgânica Aplicada, Divisão de Indústrias Químicas Orgânicas, Centro Nacional de Investigação, por terem gentilmente supervisionado este trabalho, pelo apoio contínuo, pela ajuda disponível e pela revisão cuidadosa deste trabalho.

Para além disso, gostaria de agradecer a todos os membros do meu Departamento de Compostos Etiquetados e do Hot Labs. Centro, Autoridade Egípcia da Energia Atómica

O Autor, Prof., M.H.Sanad

Prof. M.H.Sanad, PhD, Chefe da Unidade de Iodo, Departamento de Compostos Rotulados, Centro de Laboratórios Quentes, Autoridade Egípcia da Energia Atómica, P.O. 13759, Cairo, Egipto, Telemóvel +201006131628

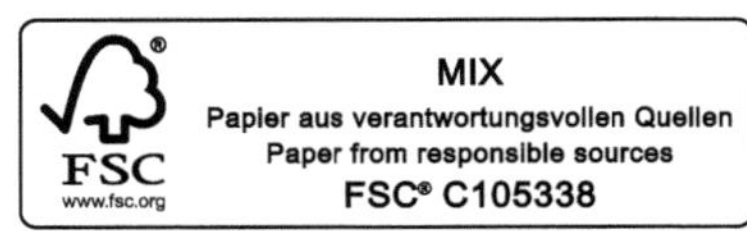

Printed by Books on Demand GmbH, Norderstedt / Germany